ぐうたらな自分を変える教科書

# やる気が出る脳

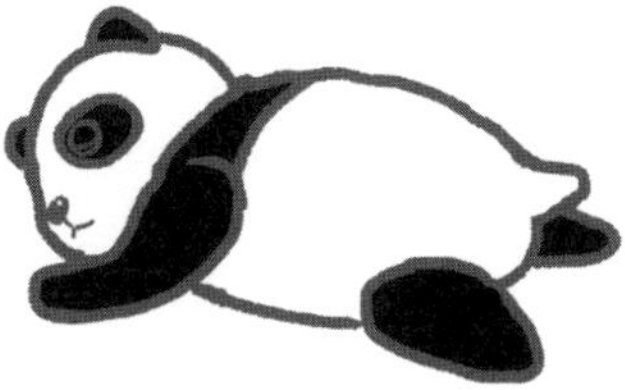

脳内科医／「脳の学校」代表
加藤俊徳

すばる舎

# はじめに

## ◉やる気が出なくて困っているあなたへ

□家と会社の往復だけで1日が終わってしまう
□すぐに疲れるから何事も持続できない
□ボーッとして気がつくと2時間くらいたってしまう
□人と話すのが苦手で、うまく伝えられない
□週末は昼まで寝ている
□強い刺激や報酬がないと頭が冴えない
□趣味はなく、スマホ生活

どうして自分はこんな性格なんだろう。

やる気スイッチって本当にあるんだろうか。

こんなふうに思ったことのある人は、けっこう多いのではないでしょうか。

どういうわけか、エネルギーがいつも枯渇しているような方がときどき外来にもいらっしゃいます。

慢性的に脳の活性化のレベルが低い人たちです。

これまでの私の研究では、60歳以上になると多くの方が、20代と比べて、脳の必要不可欠な部分しか使わなくなり、慢性的な脳の省エネ化が起こる傾向があります。

しかし、20代、30代の比較的若い世代であっても、脳エネルギーの枯渇が常態化している人がしばしば見られます。

たとえば、ふわふわした雰囲気で、「最近では生きる屍《しかばね》って言われるんですよね」なんて自分で言ってしまうような人たちもそうです。

病院のチェックリストでうつ病の判定が出ることもなく、ただ漠然と気力がない、やりたいことがない、行動できないのです。

こういう人たちが、現状に満足しているかというとそうでもなく、身近にいる行動的な人たちを羨望の目で見ています。

自分とは真逆の、行動力があって、スピーディーで、話し方も明瞭で、テキパキと決断できる、エネルギーに満ちた魅力的な人たちです。

こうした活動的な人と、エネルギーが枯渇している人では、何が違うのでしょうか。

私は職業柄、これまでたくさんの人とお会いし、その方たちの脳を診断・治療してきました。その経験もあって、初対面でも顔つきを見るとその人の脳の状態がだいたい予想がつきます。

**やる気に乏しい人は、たいてい脳の一部しか使っておらず、脳全体の働きが弱くなっています。行動するエネルギーとは脳の働きと表裏一体なので、脳が働いていないと行動もできないのです。**

性格のほとんどは、そのときの脳の発達と脳の働きで決まりますから、脳が働けば、誰でも行動的になれます。

そこで本書では、やる気が出る脳になるためのコツをお伝えしていきます。

脳はとても柔軟で、読者のみなさんが何歳であろうと、これから自分を変えていくことは可能なのです。

## ◉脳を変えれば生き方も変わる！

私はこれまで「脳番地《のうばんち》」の提唱者として、脳を鍛えるためのさまざまな提案をしてきました。

脳番地というのは、脳のどの部分がどのような働きをしているのか、機能ごとに名前をつけたものです。

そのなかで私たちの行動にとくに影響力が強いのが、「**思考系脳番地**」、「**視覚系脳番地**」、「**聴覚系脳番地**」、「**理解系脳番地**」、「**伝達系脳番地**」、「**運動系脳番地**」、「**記憶系脳番地**」、「**感情系脳番地**」の8つです。

これらの8つの脳番地で、活動的な人は脳番地の発達している部分が多く、やる気に乏しい人は、未発達な脳番地が広い傾向があります。

どこがより発達している（もしくは発達していない）というのは、その人のライフスタイルによる個人差が大きいです。ですから、これらのうち、より**未発達な脳番地をトレーニングしていく**のがまず基本となります。

さらに、やる気を生み出し行動できる自分になるために、「**脳覚醒のレベルを上げる方法**」、「**やる気を生み出す日常のコツ**」、「**身体を動かしてエネルギーを生み出す仕組み**」「**自分を知り、自分を表現する秘訣**」なども合わせて解説していきます。

知っていただきたいのは、自分の今の状態は、偶然ではないということです。

普段の生活の状態は、脳の働きと表裏一体です。

そのことに気がついてから、私は自分の人生を自分にとって満足のいくほうへ進めていけるよう、意識して脳を鍛えてきました。

**今はやる気がなくて、暇さえあればダラダラしてしまう人でも、日々のちょっとした意識の差で、いくらでも活動的になることはできます。**

それでは、早速中身に入っていきましょう！

## 第1章　やる気が出ないのにはワケがある

# 第2章　やる気を妨げている脳番地を鍛えよう

## 第3章 やる気は脳覚醒で大きくなる

# 第4章 やる気を生み出す日常のコツ

# 第5章 身体を動かすとやる気がついてくる

# 第6章 やる気の基本は欲求に正直になること

# 第1章

## やる気が出ないのには
## ワケがある

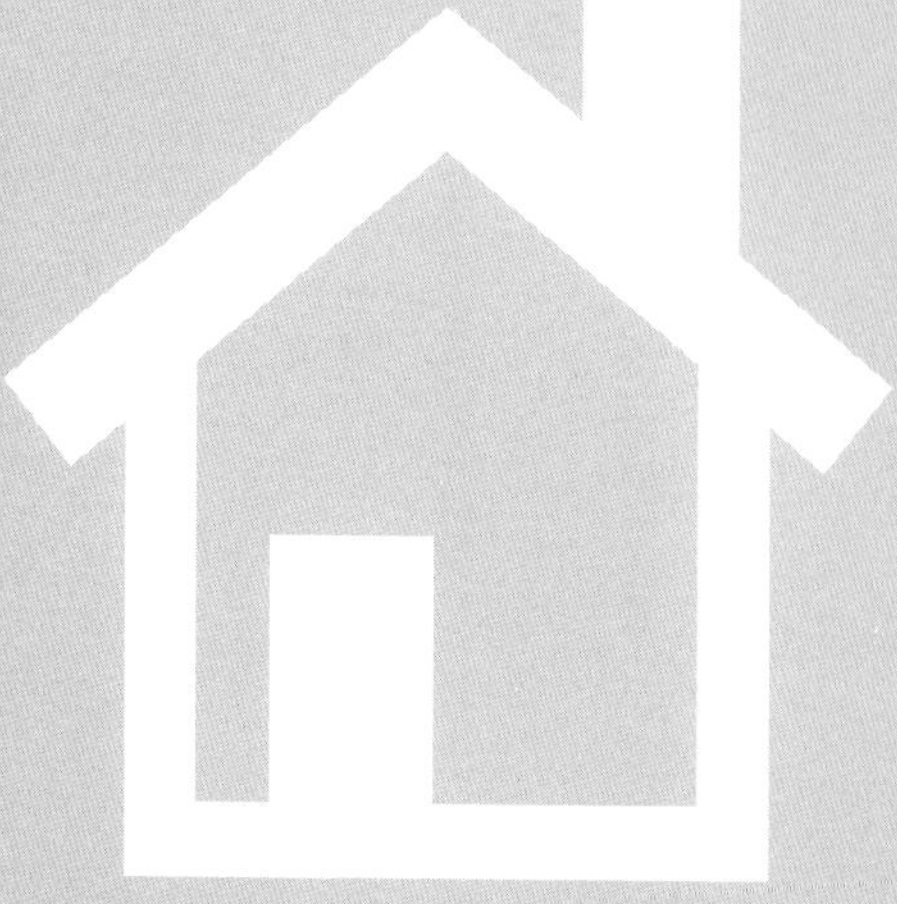

# 1 エネルギッシュな人には行動原理がある

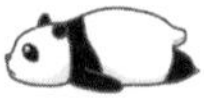

## いつもやる気がある人は何が違う？

アイデアも出なければ行動も遅い。

コミュニケーションも面倒。

休みの日は寝てばかり……。

そんなやる気のない毎日を送っていると、いつもエネルギーに満ちあふれて活動している人がまぶしく見えます。

「そもそも人間の出来が違うんじゃないか」とも思えますが、そんなことはありません。ただ脳の働き方が違うのです。

**やる気がある脳には、やる気がある脳の仕組みがあります。**

それをつくっていくことが本書の目的です。

**具体例を挙げるなら、お金を出せる人はだいたい元気がいいです。**

お金を稼げる方は、たいてい決断が速く、好奇心が旺盛で、フットワークが軽い。自分の意見をもっていて、次から次にやることがあるため、失敗にいちいちこだわっている暇もありません。

実業家の前澤友作さんや堀江貴文さんなどは、その代表格かもしれません。

有名人やお金持ちではなくても、職場の人や知り合いなど、身の回りの楽しそうにしている人たちのなかに、こういうタイプの人はけっこういるものです。

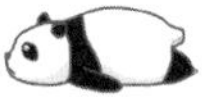

## 脳の働きを止めない仕組み

では、やる気がある人は、なぜやる気があるのでしょうか。

やる気がある人の行動原理は、「**脳の働きを止めない**」ことです。

脳を動かし続けるには、次から次へと新しい経験、新しいステップに向かっていくことが必要です。

**今のやる気の火が燃えているうちに、次の薪をくべていく**ようなものです。

活動的な人のほとんどは、これを無意識でやっています。

自分が楽しいと思うことをやるのがいちばん脳が働くので、そこに忠実に行動していることが多いのです。

**脳はいつも成長したがっていて、そのための刺激を探し求めています。成長したがっている自分の脳に、素直に答えることができている人は、自然と活動的になります。**

よく活動している人は、比較的自分のことが大好きなことが多いです。

自分に興味を持つことはエネルギッシュでいるための第一条件です。

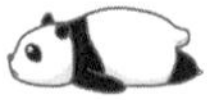

## 「いつものループ」から抜け出そう

ただし、日頃からやる気がわかずアクティビティが少ない人にとっては、無意識に行動するのは難しいことです。

脳が最低限のことを毎日同じように繰り返しているだけなので、無意識でいるとそのループから抜け出せないのです。

やる気に乏しい人の多くは、いわゆる「マンネリ」にはまっています。

**マンネリは、私たち人間にとってもっともラクな状態ですが、脳の働きを高めてエネルギーを生み出していくには有害です。**

とはいえ、いつものループから抜け出して人生を満喫することは、脳の仕組みを知っていればそんなに難しいことではありません。

# ②「脳の経験値」が増えると行動力がアップする

## 脳細胞同士のネットワークとは？

では、ちょっと退屈かもしれませんが、前提となる「脳の仕組み」について、簡単にお話しさせていただきます（興味がない方は28ページに進んでください）。

「活動的で生き生きしている人」と「やる気がなくダラダラしている人」は、MRI（磁気共鳴画像法）という医療機器を使うとすぐにわかります。

私はこれまで、この機器を使って1万人以上の老若男女の脳を見てきたのですが、やる気が出ない人は、神経細胞同士の連絡線維（ネットワーク）の〝枝振り〟がとても貧弱です。

「神経細胞の連絡線維って何？　そんなものあるの？」と思った方、もちろんこの連絡線維は実在し、その枝振りはＭＲＩにハッキリと写ります。

脳は部分ごとに異なる機能を担っていて、「目からの情報を受け取る部分（視覚系脳番地）」、「足を動かす部分（運動系脳番地）」、「ものごとを考える部分（思考系脳番地）」のように、細かく分かれています（各脳番地については42ページで解説します）。

それぞれの脳番地には、たくさんの神経細胞があります。

**私たちが何か経験すると、あっちの神経細胞とこっちの神経細胞が情報をやりとりして、情報の連絡線維（ネットワーク）が増えていきます。**

そうすると、あっちの脳番地とこっちの脳番地の連動が強まって、よりスムーズに働くようになります。

たとえば、「足を動かす運動系脳番地」と「考えるための思考系脳番地」の連動が強化されると、行動のスピードが格段に上がります。

## 行動パターンや欲求が今の自分をつくっている

この連絡線維は、脳のそれぞれの部分の経験値が高いほど部分間の情報の行き来が多くなり、逆に経験値の低い部分が多いほど情報が行き来しにくくなります。

そして、情報の行き来が多いほど、太く大きく発達します。

この枝振りの発達度によって、**その人の性格、行動力、打たれ強さ、コミュニケーション能力、ひらめきやすさなど、あらゆることに影響が及びます。**

脳の経験値が高いというのは、脳をそれだけ多く使っているということです。

そうすると年齢を重ねるほど有利な気もしますが、残念なことに、脳は時間とともに勝手に成長していくわけではありません。

**自分自身の行動パターンや欲求によって、脳のなかでよく使う脳番地と使わない脳番地が生まれてきます。**

もともとの遺伝による差も一部存在しますが、基本的によく使う脳番地は発達がよく、あまり使わない脳番地は発達が未熟です。

活動的な人は全体的にこの枝振りがよく育っていて、やる気が出ない人は全体的に未発達な脳番地が多くなります。

全体的に未発達ということは、個性らしい個性が育っていないとも言えます。

しかし、この未発達な脳番地を伸ばしていくことで、誰でもエネルギッシュな人になれるのです。

# ③ ルーチン化した毎日から抜け出そう

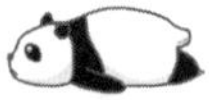

## 初めてのことが多いほど脳は発達する

やる気に乏しい人は、脳へのインプットが少ないため、なかなか脳内のネットワークが育ちません。

しかし、だからといってもう一生このままということもありません。

小学生でもできる簡単なトレーニングや生活習慣の改善で、あなたが10歳だろうと、30歳だろうと、50歳だろうと、やる気に満ちた自分に変わっていくことは可能です。

たとえば運動嫌いな人でも、脳の仕組みを意識することで、身体を動かすことへの抵抗は減っていくのです。

そもそも脳は未熟なほど発達しやすいです。

初出勤でも、初ひとり旅でも、初恋でも、初めてのことが多いほど、ちょっとしたことをワクワクドキドキ、新鮮に感じるでしょう。

初めての経験は、脳のなかでパターン化されていないので、処理にたくさんのエネルギーを使います。

そういう非効率さが脳を大きく発達させるのです。

## パターン化した行動は「脳の自動化」の結果

ただし、大人になると初めての経験に出会う機会は減っていきます。

それに、それまでの経験で身についた知見で十分対応できるので、毎日パターン化した生活でも困らないのです。

**パターン化した行動は、「脳の自動化」を引き起こし、そのせいで新しい経験への**

**モチベーションとなる「欲求」がなくなってきます。**

自動化というのは、パターン化した行動に対して、脳が合理的に働くための最短ルートをつくってしまうことです。

たとえば、私たちは子どものころに箸の持ち方や使い方を練習します。最初はうまく食べ物をつかむことができませんが、毎日使っていると無意識でも箸を使えるようになります。

これが脳の自動化です。

行動の仕組みが脳で自動化され、ルーチン化が進むと、最小のエネルギーで効率的にできるようになっていくのです。

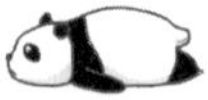

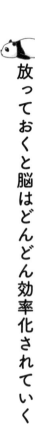

## 放っておくと脳はどんどん効率化されていく

つまり、整理すると、脳には次のふたつの特徴があるということです。

・成長するために新しい刺激や経験をほしがる
・パターン化した行動は効率化する

このふたつは相反するわけではありませんが、新しい刺激や経験は自分が行動しないと得られないのに対し、パターン化した行動は放っておいても勝手に効率化されていくので、後者のほうが年を重ねるごとに人との差を生み出し、影響力は強いと言えます。

そして、生活のほとんどが脳で自動化されてしまうと、なんだってルーチン化するほうがラクなわけですから、脳慣れした毎日が「新しいインプットがほしい」という脳で生み出される欲求を覆い隠していきます。

つまり、放置すれば、次第に新しいことにチャレンジしない脳になっていくのです。

# 4
# 使っていない脳からは欲求が消えてしまう

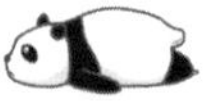

## 若いうちはマンネリや倦怠感に抵抗力があるが……

いくらやる気が出ないとは言っても、若いときはライフイベントもあるし、それほど経験に貪欲でなくても、脳の仕組みが欲求を喚起しやすい環境にあると言えるでしょう。

たとえば同棲しているカップルがマンネリ化してくると、「私たち、結婚するか別れるか、どっちかしたほうがいいよね」という話になります。

これは脳が新しい刺激を求めているのであって、愛情とは別の話です。

最初は「別々に暮らしていたふたりが一緒に住むのね」とウキウキ盛り上がって

いても、一緒に住み始めたら「あいつ邪魔だな」「いびきがうるさいな」「今日も一緒か」と思うようになる。

こんなふうに倦怠感が出てくるのは、新しい刺激がなくなっているからです。

そこで、「別れてみるか」とか「子どもつくってみるか」という新しい展開を起こそうとするわけです。

## 年齢を重ねると欲求が消えていく理由

しかし、年齢を重ねていくと、この脳の仕組みが働きにくくなってきます。

マンネリ化や倦怠感に対して、どうにかしようという欲求がわかなくなってくるのです。

**あまり出歩かない人は外出に興味がわかなくなり、本も映画もずっと見ていないと見たいと思うこと自体がなくなっていきます。**

多くの人は、30代後半あたりから、脳の使っていない脳番地が老化の影響を受けやすくなります。

私たちの脳は次のような仕組みになっています。

**①呼吸のときに吸っている酸素が、脳の毛細血管に運ばれる**
**↓**
**②脳の毛細血管から供給された酸素によって、脳の神経細胞が活性化する**
**↓**
**③酸素が消費されて低酸素になることで、また神経細胞に酸素が供給される**

ところが、神経細胞が活動せず休止ばかりしていると、毛細血管に酸素を運ぶ必要がなくなります。

神経細胞は酸素とブドウ糖がなければ死滅してしまうため、使われなくなった脳番地は新鮮な血液の潤いが減り、成長もしなくなります。

そうすると、使っていない脳番地からの「もっと刺激がほしい」という欲求は、だんだんとなくなっていくのです。

# 5

# 気づいていない欲求を目覚めさせるには?

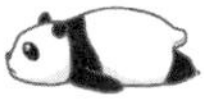

## やる気がない人は欲求が閉じ込められている

「もともとそこには頭を使っていなかったのだから、欲求がないということでしょう?　別にいいんじゃないの」と思う人もいるかもしれません。

しかし、必ずしもそうとは限りません。

たまたま今まで興味をもつきっかけがなかったり、自動化した生活のなかで無意識にあきらめてしまっていただけの可能性もあります。

**やる気が乏しい人は、欲求が閉じ込められてしまっていることが多いのです。**

ですから、眠っている欲求に気づかないまま一生を終えるか、なんとか起こしてやるかという話になってきます。

**眠っている欲求には、自分が本当に求めていた潜在能力が宿っている可能性も少なくありません。**

これは、将来のクオリティ・オブ・ライフにダイレクトに関わってきます。

## 40代以降の老化のベクトルを食い止めよう

脳内のネットワークは、脳を使っている限り死ぬまで成長しますので、高齢になってもいつでも脳を鍛えていくことはできます。

ただし「脳の使っていない脳番地は老化する」という脳内ベクトルは、年々強化されていきます。

**40歳くらいまでは、脳を使っていなくても成長しないだけで現状維持が比較的可能なのですが、それ以降は使っていないと衰えていくのです。**

ですから、普段から、さまざまなものごとに触れておくほうが安心です。

人生が100年近くなってくると、途中で今まで興味があったことに飽きてしまうことも当然あり得ます。

そのときに次の欲求が出てきたり、別の興味がわいてきたりというのは、脳の活性状態を高いレベルに保つためにも必要になってきます。

# ⑥ いつも確信に満ちている人になる方法

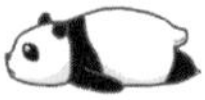

## 「ベテラン」になってはいけない

何でもそうですが、マンネリ化すると新しい経験が増えないので、同じアウトプットの繰り返しや、知っている知識を吐き出すばかりになってしまいます。

仕事も、ベテランほどワンパターンになったり、上手に手を抜いてしまったりします。手持ちのパターンのなかで、いちばんリスクが少なくてラクな方法を選んでしまうわけです。

アイデアが出なくなったり、信じられないようなミスが出たときは、「最近、ラクしていないか」「ベテラン仕事になっていないか」、自分を点検してみたほうがいいです。

なかには「僕はずっと変わらない姿勢で何年もコツコツやってきています」と言う人がいますけど、自慢できることではありません。

**同じことをまじめに続けているだけでは脳は衰えます。**

一所懸命にやるだけが脳ではないのです。


今のやり方はあくまでも「ベース」です。

何かを足したり引いたりして自分に負荷をかけたり、乗り越えるべき多少の困難を感じる状況をつくることが大事です。

**仕事はどうせやるのですから、手持ちの知識やスキルだけで完結できることではなく、少し見通しが立ちにくいことをあえて取り入れていきましょう。**

マンネリに取り込まれないための、予防措置みたいなものです。

## 必要なのは情報のブラッシュアップ

また、私たちは、実体験によって情報のクオリティを高めるほど自信がつき、確信をもって動けるようになります。

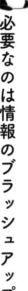

たとえば、AさんとBさんが、裁判で争っているとします。

Aさんは本当のこと言っていて、Bさんはウソをついています。

部外者が、それを見抜くときに、有効なヒントがあります。

**多くの場合、時間とともに情報が増えてブラッシュアップできているほうが本当のことを言っていて、新しい情報が出てこないで停滞しているほうがウソを言っているのです。**

本当のことを言っている側は、自分の主張を裏づける事実が増えるごとに確信を深めますが、ウソをついている側には情報が増えないので防戦一方になります（仮にウソの情報を増やしても、いつかつじつまが合わなくなります)。

これは、長いあいだ情報が更新できていない人も同じです。

人間は社会性のある動物ですから、10年前と同じ情報しかもっていなかったら、どんなに一所懸命やっていてもどこかで自信がなくなっていきます。

今を生きている人は、「自分の感覚と実力が、他者の評価と一致しているか」を体感しながら行動しています。

ここを突き抜けて他者を超えたときに初めて、他人が考えないような自己基準をつくることができるのです。

# 7 行動できない原因をチェックしよう

## 8つの脳番地のなかに自分の弱点がないか？

それでは、こうした停滞した脳を活性化する具体的な方策を見ていきましょう。

本書では、まず私が考案した「脳番地」に沿って、解説していきます。

脳番地というのは、脳の各部位の機能ごとに名前をつけたものです。

先ほど、脳はその人の行動パターンや欲求によって、成長しやすい脳番地とそうでない脳番地があると言いました。

**やる気がわかない人は、脳のどこかにやる気がわくのを妨げる、未発達の脳番地があるのです。**未発達の脳番地は、自分が苦手なことがわかれば特定できます。

全部で120の脳番地がありますが、そのなかでも、私たちの普段の行動にとくに影響が強いのは、次の8つの脳番地です。

**・思考系脳番地**
**・視覚系脳番地**
**・聴覚系脳番地**
**・理解系脳番地**
**・伝達系脳番地**
**・記憶系脳番地**
**・感情系脳番地**
**・運動系脳番地**

脳番地はそれぞれ右脳と左脳にひとつずつあり、左右で働き方に違いがあります。

次ページから、やる気が出ない人が苦手なことをチェックリストにしましたので、該当する脳番地のところを参考にしてください。

**□決められない、判断できない、思考停止**

**↓思考系脳番地を鍛えよう**（52ページ）

思考系脳番地は、意思決定の司令塔です。インプット担当の脳番地に必要な情報をもってこさせて、どんな行動を起こすか検討し、アウトプット担当の脳番地に実行命令を出します。主に左脳は明確な答えがあることを考えるときに、右脳は答えがないことを考えるときに働きます。

思考系が弱いと自分の意思で動けなくなります。

**□興味をもてることが少ない、空気が読めない**

**↓視覚系脳番地を鍛えよう**（58ページ）

視覚系脳番地は、見ることで情報収集します。目からインプットした情報を他の番地に提供するのが役割です。

## 脳番地の位置

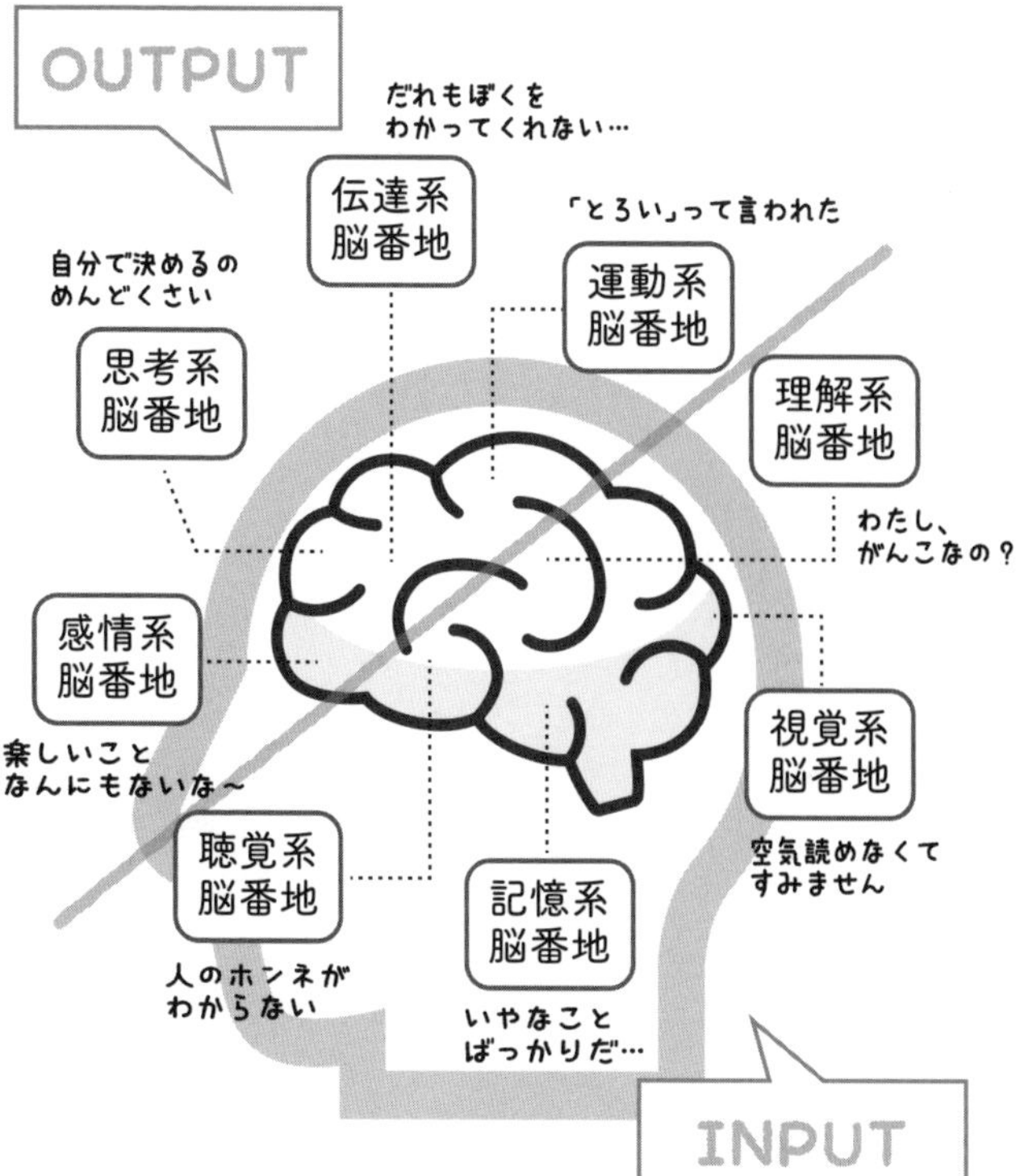
OUTPUT
だれもぼくを
わかってくれない…
伝達系
脳番地
「とろい」って言われた
自分で決めるの
めんどくさい
運動系
脳番地
思考系
脳番地
理解系
脳番地
わたし、
がんこなの？
感情系
脳番地
楽しいこと
なんにもないな～
視覚系
脳番地
聴覚系
脳番地
空気読めなくて
すみません
記憶系
脳番地
人のホンネが
わからない
いやなこと
ばっかりだ…
INPUT

**脳の前側⇨主に行動を促す**
**脳の後側⇨主に情報収集をしている**

主に、左脳では文字情報を読み取り、右脳では画像やイメージを読み取ります。

視覚系が弱いと視覚情報の多くをスルーしていまい、インプットの質が下がります。周りを見て配慮できなかったり、興味の範囲が狭まったりします。

**□人の話が頭に入らない、人付き合いが面倒**

**↓聴覚系脳番地を鍛えよう**（64ページ）

聴覚系脳番地は、聞くことで情報収集します。耳からインプットした情報を他の脳番地に提供するのが役割です。

聴覚系が弱いと、聴覚情報を聞き取る力が弱くなます。情報を正確に拾えなくなり、人の話し声の微妙なニュアンスなどがわからなくなります。

**□新しいことに馴染めない、頑固**

**↓理解系脳番地を鍛えよう**（70ページ）

理解系脳番地は、視覚系や聴覚系からの情報を、理解したり、推測したり、解釈したりします。

理解系が弱いと、外部からの情報を整理・統合できず、状況を把握することができません。現状維持を好み、先を読んで行動するのは苦手になります。

**□うまく言葉にならない、受け売りしか話せない**

**↓伝達系脳番地を鍛えよう**（76ページ）

伝達系脳番地は、思考系脳番地からの命令に従って、適切なコミュニケーションをとります。伝える方法には、会話やメールなどの言語手段と、図やサインなどの非言語手段があります。

伝達系が弱いと、自分の体験や考えをコミュニケーションに落とし込めず、周りからの理解が得られなくなります。

□ものごとをネガティブに考える、ずぼら

**↓記憶系脳番地を鍛えよう**（82ページ）

記憶系脳番地の中枢は、主に短期記憶を司る海馬とその周囲の脳番地です。脳に新しい情報を蓄えたり、蓄積されている記憶を呼び出し、思考系や感情系など他の7つの脳番地に提供します。

記憶系が弱いと、覚えたり思い出したりするのが苦手になり、忘れ物が多くなったりします。また、過去の出来事にとらわれて、現在の行動にブレーキがかかりやすくなります。

□自分の気持ちがわからない、衝動的

**↓感情系番地を鍛えよう**（88ページ）

感情系脳番地は、他人の感情を読み取ったり、自分の感情を生成したりする脳番地です。

右脳では主に、快・不快の刺激、その場の印象、他人からの「好きでも嫌いでもない」といったボヤッとした感情などを受け取ります。

左脳では主に、感情生成を担っています。自己感情として、とくに「好き」「嫌い」のように言葉で表現しやすい明確な感情を生み出します。

感情系が弱いと、思いどおりにならないときに他人の気持ちを無視したり、自分の気持ちがわからなくなって一方的に被害妄想に陥ったり、自分の感情をコントロールできずに悪い習慣にはまったりします。

## □着手が遅い、効率が悪い、もたつく

**↓運動系脳番地を鍛えよう**（94ページ）

運動系脳番地は、思考系脳番地からの命令に従って、実際に身体を動かします。運動系脳番地のなかでは、手、足、目、口など、それぞれを動かす部位が分かれています。

運動系が弱いと、それぞれの身体の部位を思いどおりに動かすために大量

のエネルギーが必要となり、本来の脳の働きを妨げます。

これらの脳番地は、必ずしもひとつの脳番地でひとつの仕事を完結できるわけではなく、それぞれに助け合って機能していることが多いです。

ですから、極端に能力が劣る脳番地があったりすると、そのせいで本領を発揮できなくなります。

できるだけ、苦手なところを意識して成長させていくのがいいでしょう。

ここからは、それぞれの脳番地について説明し、効果的なトレーニングを紹介していきます。

# 第2章

## やる気を妨げている脳番地を鍛えよう

## 1 決められない、判断できない、思考停止

⇩

### 思考系脳番地を鍛えよう

### 「先送り」は思考系が弱い証拠

やる気が出ない人の大半は、ものごとを先送りしたがります。

やる気はなくても、「いつかやるかも」という将来の可能性は残しておきたいのです。

この**「いつやるのか決めない」「やるのかやらないのかも決めない」という〝決めたくない人〟は、たいてい脳の思考系の経験値が低い**です。

一方、ベンチャー企業の社長でどんどん業績を伸ばしているような「思いついたら即実行する」タイプは、必ずと言っていいほど思考系が発達しています。

自分の意思で行動できるためには、まず思考系を鍛える必要があるのです。

思考系の役割は、優劣を判断したり、何かを選択したり、「いつまでにこれをやるぞ」というプランを決定したりといった高度なものです。

思考系は、インプット担当の脳番地（視覚系、聴覚系、理解系、記憶系、感情系）に情報をとってくるように命令し、アウトプット担当の脳番地（伝達系、運動系、感情系）にはアクションを起こすように命令します。

「近場の温泉リストを持ってこい」→（検討）→「A温泉に行くぞ」というように、情報収集から実行まで取り仕切る「**脳の司令塔**」なのです。

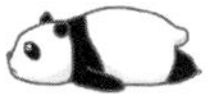

## 「頭がいい」のと「実行できる」のは別

思考系脳番地は「思考」というくらいですから、考えるのが仕事です。

そうすると、「思考系脳番地が強い人＝頭がいい人（テストの成績がよかったり、作業を効率よくこなせるような人）」と思うかもしれません。

しかし、このふたつは重なっている部分も多いですが、同じではありません。

一般的な頭がいい人は、思考に特化していることも多いからです。

思考に特化した人は、プロセスを考えたり推理したりするのが好きで、好きな話題なら議論をぐんぐんと掘り下げていく力もあります。

ただし、それがアクションに結びつくとは限りません。

**何かを決めることは残りの可能性を捨てることです。**

思考的には頑丈な脳みそを持っていても、そこで一歩踏み込んで自分に対して「今すぐやれ」と実行命令を出すためには、トレーニングが必要なのです。

## 「やる気だけはある」という人も要注意

なお、思考系脳番地は主に、右脳で「正解がない問題」を、左脳で「正解がある問題」を考えています。右脳の思考系は考えようとするやる気をつくり出し、左脳の思考系は具体的な実行命令を出します。

右脳と左脳の思考系はそれぞれ連絡を取り合って、前向きなやる気のエネルギーを盛り上げていきます。

ですから、右脳の思考系だけが強すぎると（実際これで困っていることが多い）、やる気エネルギーだけがばんばん放出して、疲れる割に成果が上がらなかったり、指示がおおざっぱになって人に伝わりにくかったりします。

一方、左脳の思考系だけが強すぎると、論理的な思考や筋論だけが暴走してバランスの取れた判断ができなくなる傾向があります。

【思考系を鍛えるトレーニング❶】

# 2週間、いつも飲んでいるものを選択肢から外す

マンネリ化している思考から脱却するためには、いつもの自分を脱ぎ捨てることが必要です。

「えー、我慢できるかな」と不安に思うくらいの負荷を脳にかけていきましょう。

たとえば、毎日コーヒーを飲んでいる人なら、コーヒーを2週間続けて飲まないようにすれば、いつものコーヒーがなくても平気になっていきます。

さらに、紅茶や他の飲料に興味が出るようになります。

【思考系を鍛えるトレーニング❷】

## 1カ月間、人の行動パターンをまねる（もしくは、人と逆のことをする）

他人をまねすることは、「こうしたい」という自分の意思が薄い人に有効です。

他人の模倣をし続けると、「自分だったらこうするのに。私の感覚のほうが正しい気がするんだけどな」という判断やアイデアが出やすくなります。

逆に、普段から人に合わせてばかりの人は、わざと人と違うことをするように徹底しましょう。意に反してでも「違うことをする」と、自分の判断で動かざるを得なくなるからです。

# ② 興味をもてることが少ない、空気が読めない

⇩

## 視覚系脳番地を鍛えよう

### 経験とは「見る」ことだ

やる気に乏しい人と活動的な人の脳で、差がつきやすいのが「視覚系脳番地」です。視覚系脳番地とは見る力です。

経験とは見ることと聞くことと言っても過言ではありません。

私たちのインプットの中心は、「見る」と「聞く」というふたつの経験です。見たことと聞いたことを、どれくらい言葉で説明できるかで、その人のインプットの質がわかります。

そのうち「聞く」というのは言葉や音楽などです。言葉にするといっても、すで

に音声化されている情報は、聞こえたままを再生することができるため、非言語から言語への情報の変換は起こりません。

一方、文字ではない映像を「見る」場合は、見た状況を言葉で説明する際に言語に変換することが必要です。

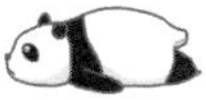

## 「空気が読めない」原因とは？

経験を言語化するとインプットの質がわかるというのは、同じものを見たとしても、常に同じ情報がインプットされるわけではないからです。

どれだけつぶさに見ているか、どれくらいの範囲を見ているのか、どこに注目しているのかで、その人の経験は変化します（主に、右脳の視覚系で自分を含めた周りの様子を把握し、左脳の視覚系で文字を読み取ります）。

視覚系脳番地が発達している人は、状況を的確に把握できていることが多いです。ですから、周りに配慮したり、適切な行動をとることができるのです。

逆に、視覚系脳番地の感受性が弱い人は、周りがよく見えておらず、場違いな発言や行動が多くなります。

視覚情報のインプットがあやふやになりやすく、言葉で表現しやすいイメージへ、実際に見ている現場の様子をゆがめてしまいます。

**いわゆる「空気が読めない」タイプの多くは、視覚系の経験値が低いために起こっているのです**（この「空気を読む」には、直接見たものを、理解系脳番地や感情系脳番地を使って読み解く能力も必要になってきます）。

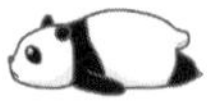

## 「見る力」が強いほど思考がクリアになる

視覚系脳番地のインプットの質を上げるには、主体的にその場に関わっていくことが必要です。

ぼんやりしがちな人は「よく見る」ことを意識しましょう。

たとえば、ここにひとりの女性がいるとします。

やる気不足の人に、見えたものを説明してくださいと言うと、「女性がひとりいます。えーと、髪が長いです。えーと……」という感じで言葉が出てきません。

活動的な人は、「髪が黒く肩くらいまでの長さの、40代の女性がひとりいます。痩せ型で黄色いシャツを着ています。無表情で何かメモをしています。口の両端に細いしわがあります」……というように、どんどん情報が出てきます。

**「見る力」をつけるには、日頃から、経験したことを言語化する訓練を行うことです。**言葉にするという前提があれば、真剣に周りを見るようになります。

それだけで、脳がエネルギッシュに働きます。

【視覚系を鍛えるトレーニング❶】

# 1日1枚、いい写真を撮る

「いい写真」というのは漠然とした言い方ですが、自分で見て「よくできている」とか「気に入った」と思えるものであればどんな写真でもいいのです。

いい写真を撮ろうと心がけて過ごすと、目の前に起こる光景を、集中してよく観察するようになります。

この心がけが習慣づけば、自ずと脳の見る力が強化されます。

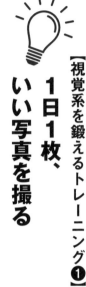

【視覚系を鍛えるトレーニング❷】

## 自分の周り1メートル以内に人がいないように歩く

駅構内の人ごみでは、容易に人とぶつかりそうになります。

繁華街でも、すれ違いざまにお互いを意識しないと、カバンや肩が当たりそうになります。

これは、歩く際に周囲をよく見ていないために起こります。

そこで、1メートル以内になるべく人がいないようによく見て、歩く速度を変えたり、道を選んで歩いてみましょう。

条件を設定することで、油断しがちな普段の通勤路も、視覚系を鍛えるチャンスの場になります。

# ③ 人の話が頭に入らない、人付き合いが面倒

⇩

## 聴覚系脳番地を鍛えよう

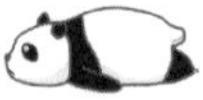

### 会話が少ない人は脳を見るとわかる

人付き合いをあまりしていない人や、人と話す機会が少ない人は、ＭＲＩで見るとよくわかります。

それは、聴覚系脳番地が発達していないからです。

普段の会話量が少ないと、人の声も自分の声も聞く機会が少なくなり、聴覚を使う機会が減ります。

その結果、脳の聞く力が弱くなります。

活動的な人は、人との交流や、外に出かける機会が多いので、聴覚系脳番地がよ

く発達しています。「脳の聞く力」も経験値がものを言うのです。

## 人の微妙な変化に気づくように意識しよう

聴覚系脳番地は、コミュニケーションを通じて成長するのが普通です。

家族や友だちとの会話から、脳へのインプットの多くを得ています。

**聴覚系が研ぎ澄まされていると、相手の違和感のある言葉に敏感に反応します。**

「どうしてこんな言い方をしたんだろう」「この人は、本当は違うことを言いたいんじゃないのか」と、相手の真意に気づきやすくなるのです。

普段、会話量が少ないと、なかなか相手の言葉のなかにある違和感に気づきません。

人と人は会っているうちに親密になって、微妙な声色の変化などから相手の言おうとしていることもわかってきます。

人と同じ時間を過ごすことは、聴覚系が発達する理由のひとつです。

**ひとり暮らしだったり、人と会話する機会が少ない人は、聴覚系を意識的に鍛えていかないと、人の機微に疎くなってしまいます。**

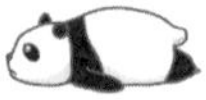

## 「聞いているつもり」で聞けていない人が多数

じつは、世の中には「聞いているつもりで聞けていない」人がたくさんいます。双方向で話しているコミュニケーションのなかでは、なかなか気づきにくいものです。

人間は本来、騒がしい雑踏のなかにいても、自分の聞きたい音だけを拾う力があります。

うるさいカフェにいても、友人の話す声だけを拾えるし、聞き覚えのある曲が流れると「あ、知ってる」と思います（言葉は左脳、音は右脳で聞いています）。

「つまらない講演だなあ」とぼんやり聞き流していても、興味のある話題になった途端、聴覚系が反応して意識が鋭敏になったりします。

ですが、聴覚系脳番地が未発達だと、こうした本来耳に入ってくるはずの音や声をスルーして、脳へのインプットがうまくできなくなります。

ときどき「さっきの会議で、○○さんが××と言ってたけど……」という話になったときに、「えっ、○○さんそんなこと言ってた?」と驚いている人がいます。

こういうことが頻繁な人は、話を真剣に聞いていないというより、聴覚系脳番地が衰えている可能性があるので、トレーニングが必要です。

【聴覚系を鍛えるトレーニング❶】

# ラジオで聞いた言葉を、声に出して繰り返す

普段、会話のなかで、聞いたことがどれだけ頭に残っているかを自分でテストすることはできません。頭に残っていないことは、そもそも確認できないからです。

そこで、ラジオを活用しましょう。

ラジオを録音しながら、パーソナリティーの発言を、自分ですぐに繰り返します。

1日5分から10分、シャドーイングのようにこれを行うと、聴覚系の経験値がアップします。

【聴覚系を鍛えるトレーニング❷】

## テレビを英語で聞いてみる

テレビの音声切り替えを、英語モードにしましょう。

最初は日本語の吹き替えで見たことのある映画を、英語モードで鑑賞するのがおすすめです。

日頃使わない英語を聞き取るには、日常会話で使う日本語を聞き取るときより集中せざるを得ません。英語のリスニングが苦手な人でも、根気よく聞き続ければ、何となく話がわかってきます。むしろ苦手なほど、自分に大きな負荷をかけることができ、脳の成長幅を大きくできます。

聞こうとする意識が聴覚系脳番地を刺激します。

# ④ 新しいことに馴染めない、頑固

⇩

## 理解系脳番地を鍛えよう

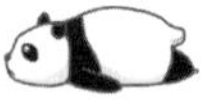

### 「自分のやり方」しかできないのはなぜ？

普段からやる気のある人は考えが柔軟で、新しいことにあまり抵抗がありません。やる気の乏しい人ほど頑固になって、受け入れるのを嫌がります。

**頑固な人が自分のやり方に固執するのは、やり方を変えると脳が働かなくなるからです。**

これは脳の「理解系脳番地」が発達していないことが原因です。

理解系脳番地は、目（視覚系）や耳（聴覚系）といった、外部からの情報を理解する機能を担っています。

外部から入ってくる情報を理解する力が乏しいと、大量のエネルギーが必要になるので面倒くさく感じてしまいます。

頑固な人が、人から言われたやり方には対応できなくても、自分で思いついたやり方であればできるのは、自分のやり方なら理解系脳番地が働くからです。

## 利害を度外視して習慣を変えてみよう

理解系脳番地を鍛えるには、利害を考えないで、今自分がいいと思ってやっている習慣と真逆のことをやってみるのがおすすめです。

たとえば、いつも始業ギリギリに出社している人が、1時間早く出社してみるだけでも、かなり頭が柔軟になります。

仕事が始まる前の1時間のあいだに、会社でどんなことが起きているのか新しい情報が得られるからです。

始業20分前まで会社が開いてないとか、みんなも10分前くらいに駆け込んでいるとか、自分より早く来て打ち合わせをしている他部署の人がいるとか、そういうことがわかってきます。

そうした、**「今まで知らなかったことを知る」という経験すると、頑固さが消えていく**のです。

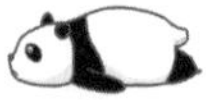

## 経験や情報が頭をやわらかくする

頑固の主な原因は、経験不足や情報不足です。

経験が少ないと頑固になるのは大人に限ったことではなく、「イヤだ、イヤだ」とごねる子どもも同じです。

たとえば、食事の買い物は妻に任せきりの方ならスーパーでどんな品物が売っているか確認しにいくとか、テレビではニュースしか見ない方なら連続ドラマを見てみるというように、普段やらないことをやってみましょう。

**どんなことでもいいので、少し行動パターンを変えて「へえ、そういうことだっ**

**たのか」と思える経験をすることで頭がやわらかくなります。**

「理解できた」「わかった」という感覚が、理解系脳番地を発達させていくのです。

また、理解系は「先を読む力」や「空間を把握する力」にも関わっていて、ずーっとオフィスで座っている人の場合、状況に反応して先回りするとか、即座に気を利かせるといった能力が育ちにくくなります。

こうした気遣いが苦手な方も、自分で意識して脳を鍛えていくのがいいでしょう。

【理解系を鍛えるトレーニング❶】

# 机やテーブルの位置を変えてみよう

職場では、いつも使っている仕事机やテーブルの位置、モノの配置や置き場が決められていて、長いあいだそのままのことがよくあります。

しかし、ときどきレイアウトを変えてみると、前より便利になったり、気分転換になったりして、思いのほか能率が上がります。

仕事机の位置を変えると、それに合わせて、複数の物の配置を変えざるを得なくなります。この一連の作業によって理解系が刺激されます。

## 【理解系を鍛えるトレーニング❷】
# 四文字熟語の意味を調べよう

新しい語彙を増やすことは、左脳の理解系脳番地を鍛えます。

雲外蒼天《うんがいそうてん》（ひたすら努力して何かを克服すれば、快晴の空が見られる）、敢為邁往《かんいまいおう》（目標に向かって一直線に進むこと）など、普段自分で使うことは少なくても、含蓄のある四字熟語はたくさんあります。

1日ひとつ手帳に書いて、知っている四字熟語を増やしてみましょう。

高度なビジネスシーンでは、お互いの人間力が釣り合わないと、契約に至らないことも少なくありません。

深い意味をもつ言葉を知ると、自分が見ている世界の理解度も深まります。

# 5 うまく言葉にならない、受け売りしか話せない

⇩ 伝達系脳番地を鍛えよう

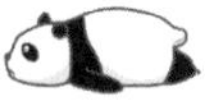

## 「自分の経験」を話すのが会話の基本

人間社会のコミュニケーションは、自分が経験したことを語るのが基本で、その連続です。**経験を自分の言葉で伝えることは、社会に出て成功したり、良い給料をもらえる前提です。**

ビジネスでお金を稼げる人の多くが言語化能力に優れているのはこのためです。

しかし、「自分の経験を語る」ことが苦手な人はたくさんいます。

これは脳のなかの伝達系脳番地が弱いからです。

伝達系脳番地は、何をどの順番で伝えるかを選択して、ものごとをわかりやすい

形で伝える役割を担っています。

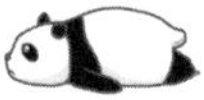

## 出来事や思考を言語化できているか？

私たちのコミュニケーションは、言葉による情報収集と情報伝達が中心です。

たとえば、「おはよう」のような挨拶や、「ニューヨークの株価が下落している」というニュース、「明日は雨らしいよ」といった誰かが発信した情報です。

言葉はほとんどの人が左脳主体の働きで操るので、日常会話の二言三言は左脳だけでこなすこともできます。

しかし「出来事」という経験のイメージは、左脳と右脳の両方で処理します。

**人にイメージを伝えるときは、主に非言語の情報処理をしている右脳の情報を、言語の情報処理をしている左脳を使って言語変換する仕組みになっています。**

この言語化がうまくできないと、自分の言葉で話すことがスムーズにいかないのです。

「非言語なら映像で伝えればいいのでは」と思うかもしれません。

しかし、イメージはいったん言語化しないと、正確に非言語に落とし込むのは困難なのです（それに、毎回映像を用意するのは現実的ではありませんし、自分のアタマの中の映像を人に見せる脳科学技術がまだできていません）。

元野球選手など、アスリートだった方が解説が上手なのは、現役のときに自分がイメージとしてとらえた状況や戦略などを言語化して理解していたからです。

試合中も、「盗塁くるよね」と口に出さないだけで合図を送ったりしています。

そういう人たちが解説者になると、長いあいだ考え抜いてきた思考が自然に言葉として出てくるのです。

## 「知識」と「経験」では、伝える難易度が違う

注意してほしいのは、**「言葉にして伝える」という行為でも、「知識を伝える」の**

と**「経験を伝える」のはまったく違う**ことです。

人から聞いたり本で読んだりした知識は、すでに誰かが言葉にしているので、それをしゃべるのはただの再生です。

でも、自分の経験や考えはまだ言葉になっていません。

言語化するのが難しい内容もあるので、かなり脳を動かすエネルギーが必要です。いい考えだと思っても、言葉にしてみると論理が成り立たないこともあります。

ですから、出来事を言葉にするには訓練が必要です。

「今日あったこと言ってみてください」、と言われたらどうでしょうか。

事実を伝えること、その事実をどう考えているのか。

「今日の朝ごはんは納豆を食べた。毎日食べ過ぎていると思う」というのが言語化です。これを繰り返していくことで伝える力がついてくるのです。

【伝達系を鍛えるトレーニング❶】

# 今日の出来事を人に話す、もしくは文章にして発信する

左脳にとって、言葉で得た情報を言葉で伝えるのは簡単なことです。

しかし、私たち自身の経験は、見たり、聞いたり、体を動かしたりというように非言語体験が多く、これをとらえているのは右脳です。

この右脳で得たイメージを左脳で言葉にするのが苦手な人が、「もう少しわかりやすく話してくれないか」と周りの人たちに言われるのです。

簡単なことでもいいので、自分が経験したエピソードを言葉にして人に伝える練習をすることで、左脳の伝達系を鍛えていくことにつながります。

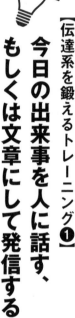

【伝達系を鍛えるトレーニング❷】

## 自分の考えや思いを図にする

エピソードの言語化に慣れてきたら、次は「考え」を可視化します。

右脳の伝達系が強い人は、突飛な発想やイメージがいくらでもわいてきます。けれども、言葉で説明しようとすると、適切な言葉が見つからなかったり、つじつまが合わなかったりすることもしばしばです。

こういった場合、伝えたいことを図にすると、頭のなかが整理でき、人に伝わりやすい形になります。アイデアの全体像や仕組みを図示しようと工夫することで、右脳と左脳の伝達系が強化されます。

# ⑥ ものごとをネガティブに考える、ずぼら

⇩

## 記憶系脳番地を鍛えよう

### 記憶はポジティブに変換しておこう

やる気に乏しい人は、ものごとを自分にとって不利なほうへ考えがちです。

過去の出来事をいやなイメージで記憶していることが多いためです。

**記憶はできる限りポジティブに変換したほうが、行動力アップにつながります。**

私の場合も、これまでたくさん本を出版してきたなかで、売れた本もいまひとつの本もあります。でも、売れなかったからと言って「あの編集者のせいで売れなかったんだ」などとは思いません（本当に！）。

「残念だけど仕方ない。また別のときに活かせるさ」と思っていたほうが、これか

らのことがうまくいきます。「あの編集者のせいで……」と言っていると、ネガティブな記憶として脳に残るからです。

## 行動にブレーキをかける「負の脳回路」とは？

何かやろうとするときに、関連する記憶を呼び出すのは記憶系脳番地です。

このときにネガティブな記憶が呼び出されると、たちまち先入観にとらわれ不安になってしまいます。

「怖い思いをした」「損をした」「恥をかいた」といった記憶は、自分にとっては一大事ですから、大ブレーキになってしまうのです。

このとき脳のなかでは記憶系と思考系の2箇所を、信号が高速でくるくるくるくる行ったり来たりしているだけです。

**自分としては「イヤなことばかり考えて何も手につかない」と思っていても、実際は何日も何年も、限局的な記憶を機械的に掘り返しているだけで、何かを考えて**

**いるわけではありません。**

このような人の脳をＭＲＩで見て、脳相診断すると、むしろ、限定的な脳番地の働きによって、負の脳回路が強化されていることがわかります。

この**負の脳回路**にはまると、次のステップに進むことができなくなります。

「トラウマ」を掘り起こす思考回路がよくないのは、このシステムが脳の他の脳番地の働きを止めてしまうからです。

## さっさと上書きして悩む時間を短くする

ネガティブな記憶がブレーキになるときは、新たな記憶で上書きすることです。

脳の仕組みとして一度記憶したことをなかったことにはできません。

でも上書きは可能なのです。

以前、不登校の高校生に本人の脳のＭＲＩを見せながら「あなたが行きたくない、行きたくないって思っているとき、自分のこの狭くなった脳相でぐるぐるやっているんだよ」という話をしたことがあります。

そうしたら、次の日から学校に行くようになりました。

「学校には行きたくない」と思い込んでいたところに、自分が思考している脳相を確認して、記憶を上書きしたのです。


**記憶系の中枢である「海馬」は新しい出来事を記憶することにも、古い出来事を思い出すことにも関わりが深いため、ダラダラと際限なく思い悩んでいると、新しいことにチャレンジする機能が低下していきます。**


そうするとますます負の回路から抜けられなくなります。

悩みごとは前向きな気持ちを希薄にするので、要注意です。

【記憶系を鍛えるトレーニング❶】

# 1日の生活を30分前倒しにする

1日は24時間しかありません。その時間をどのように使うかで、記憶する脳のシステムが変わってきます。

人は寝ている最中に日中の出来事を記憶として定着させていますが、睡眠時間が7時間を切ると記憶の容量に影響が出てきます。

また、朝の目覚めが悪ければ、午前中ぼーっとして出来事が脳に刻まれなくなります。

そこで、寝る時間を30分早めて、その分朝の開始時間を30分早めましょう。

これを1ヵ月継続してみると、これまでと違った記憶が脳に定着し始めます。

## 【記憶系を鍛えるトレーニング❷】

# 日常で話す言葉をノートに書き出す

粗暴な人は粗暴な言葉遣いをするし、うそつきな人はうその言葉をつくり出します。マイナス思考の人は、マイナスな言葉で自分の脳を動かしています。

そこで、自分が普段何気なく話していることや思ったことを、ノートに書き出してみましょう。そのなかでネガティブなものは、フラットな言葉やプラスの言葉に変換していきます。

たとえば「ああ、面倒くさい」という言葉は後ろ向きな印象ですが、「少し時間がかかりそう」「どうしたら簡単にできるかな」とすればネガティブな印象は消えます。

日常の言葉をプラスに変えることで、前向きに行動しやすくなります。

# 7 自分の気持ちがわからない、衝動的

⇩

## 感情系脳番地を鍛えよう

### 好き嫌いがない人は元気が出ない

感情系脳番地は、「快」「不快」を感じ、「好き」「嫌い」のような気持ちを生み出します。そして、脳の司令塔である思考系脳番地の判断に、強い影響を与えます。感情系が「楽しい」と感じると、思考系は積極的なアウトプットをしようとします。逆に、感情系が「イヤだ」と受け取ったときは、それを回避するアウトプットをしようとします。

好きな人に会う約束はすぐ決まりますが、嫌いな人に会う約束はなんとか回避しようとするでしょう。感情的にイヤなことには行動力が鈍ります。

「そんなの当たり前だろ」と思うかもしれませんが、活動的な人とやる気に乏しい人とでは、この感受性が大分違うのです。

活動的な人は感情系を上手に使っているので、自分が楽しいと思えること、好きなこと、気分がよくなることなどに気づくことが得意です。だから、次々とやりたいことを見つけて、積極的に行動できます。

やる気が出ない人は、自分の気持ちや好みに鈍感なので、興味をもてること自体が少なくなりがちです。感情系が未発達だから感じ方が鈍いのです。

**好きなのか嫌いなのか、やりたいのかやりたくないのか、そういうことがハッキリと自覚できるようにならないと、エネルギーがわきにくいのです。**

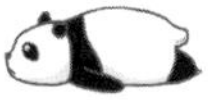

## 感情は過去の記憶に影響される

さらに、感情系脳番地が弱いと、自分の衝動をコントロールしにくくなります。

不安にかられているときは、思考系に影響して判断が二転三転することがあります。怒りを抑えられずに相手を理不尽に攻撃してしまうこともあります。

また、快、不快の受け取り方は、過去の記憶に影響を受ける場合があります。衝撃的な映像の記憶があると、視覚映像によってネガティブな脳反応が起こります。人から傷つくことを言われたら、言葉に敏感になって行動に影響します。イヤな肌触りの記憶なら、「さわらないように」脳の働きの引き金が引かれます。もともと持っている記憶と、新しい入力情報が合わさって、行動に影響を及ぼすのです。

こうした反応は自分を守るための防御反応として起こるので、一概に悪いものではありません。

ただ、**防御反応が過剰になれば不安感が強くなり、行動すべきときにも抑制がかかり過ぎます**。ですから、常に情緒を安定させるには、感情系脳番地のトレーニングが必要です。

## 他人の感情を読み取るのも感情系の役割

また、感情系脳番地には、自分の感情をコントロールするだけでなく、**他人の感情を読み取る機能もあります。**

日頃のコミュニケーションで感情系脳番地が鍛えられていると、他人のささいな違和感からでも、「なんだか浮かれているな」とか「落ち込んでいそうだな」と察知できるようになります。

これが共感能力の土台となり、人間関係を円滑にしていきます。

感情系が未発達だと、状況に合わせた態度が取れずに相手を傷つけてしまったり、逆に「私は嫌われているかも」と必要以上に相手に対してビクビクしたりと、脳の状態が不安定になります。

【感情系を鍛えるトレーニング❶】

# 雑誌などのモデルを切り抜いて「好きな顔」と「嫌いな顔」に分ける

好きな顔20人、嫌いな顔20人を、雑誌から切り取って集めてみましょう。

そして、好きな顔の人たちを見てなぜ好きか言葉にしてみます。

嫌いな顔の人たちも同様にやってみましょう。

まず異性、その次は同性でもやってみましょう。

これをやると、自分の感情が相手の見た目によって変化することがわかってきます。好きな顔、嫌いな顔を知っておくことは、自分の感情を知るために有効です。

【感情系を鍛えるトレーニング❷】

## アルバムを見返す、追加作成する

今の自分は過去の自分の影響を受けています。

アルバムを見返すと、イヤなことを思い出して複雑な気持ちになる場合もあるでしょう。一方で、両親や祖父母への感謝の念がわいたり、お世話になった先生を懐かしく思うのも大切な感情の一部です。

それを踏まえて、自分のアルバムが少しでも楽しくなるように新しい写真を追加していきましょう。そして、写真ごとに喜怒哀楽の感情記憶をつくっていきましょう。

私自身、アルバムを見返して未来への希望を膨らませ、やる気を起こしてきました。今も本棚の特別な場所に保管しています。

# 8 着手が遅い、効率が悪い、もたつく

⇩

## 運動系脳番地を鍛えよう

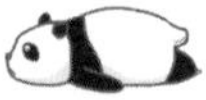

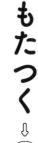

### 行動スピードを上げるとやる気がわく

活動的な人は動作にキレがあります。

立ち上がりが速く、歩くのも速く、いろんなことへの反応が早いです。

反対に、やる気に乏しい人は、いろいろなことがスローになります。

身体の動きがスローだと、ますますやる気が失せていきます。

**身体と脳はつながっているので、身体が動けばやる気はそれなりに出るのです。**

私たちが身体を動かすときは、思考系が運動系に「動け」と命令しています。

運動系は脊髄を通って筋肉につながっており、筋肉が動くことで行動に結びつきます。

動作にキレを出すには、筋肉を動かすことによる運動系脳番地の活性化と、さまざまな作業を行う思考系から運動系への指令を増やすことです。

運動系が未発達だと、やることを行動に移すのが遅くなります。

## 反応が遅いのは動く練習をしていないから

たとえば新入社員は、言われたことにどれだけ素早く反応できるかで、運動系脳番地の発達度合いがだいたいわかります。

**動く練習をしてきていないと、慣れないことにはすぐに反応できません。**

普段からスポーツや運動をやっている人は、欲求の中枢である視床下部が鍛えられるため、性ホルモンをはじめとしたいろんなホルモンの働きがよくなり、自然と活動的になります。

昔は、朝礼のときにラジオ体操をする会社がよくありましたが、あれは理にかなっていて、「これから仕事をするぞ」と身体を目覚めさせる効果があったのです。

## 「動ける身体」がないと始まらない

普段使っていない筋肉は、運動系が強く命令しないと思いどおりには動きません。

言うことをきかせるために、大量のエネルギーを消費することになります。

試しに上のまぶたを動かさずに、下まぶただけで瞬きをしてみましょう。

たいていの人はできないし、とても疲れるはずです。

これは、普段ほとんどしない動きなので、脳の運動系と下まぶたの筋肉の運動ができていないからです。


同じような理屈で、身体がかたい人はそれ自体で脳が疲れます。

身体がかたいとは、身体の可動域が狭いということです。

たとえば、腕周りの筋肉が縮こまっていると、伸び伸びとは動けません。

腕を大きく動かそうと思ったら、脳はわざわざ「筋肉をゆるめて伸ばせ」と強く命令しなければなりません。

また、筋肉が少ない人が重たいものをもつときは、普段やらない筋肉の使い方をします。ですから、全身のバランスを取るために、運動系はかなりのエネルギーを消費します。

だから動きが遅くなるのです。

こんなふうに、**身体を動かすことにいちいち脳エネルギーを過剰に割いていては、非効率です。**

動作がスローな人は、「動ける身体」をつくっていくことが大切です。

【運動系を鍛えるトレーニング❶】

# ティッシュペーパーを両手で同時に丸めて、お手玉をする

ティッシュペーパーを丸めるためには、左右5本の指を上手に使わなければなりません。まずは、左右同時に両手を休めないで丸めてみましょう。

固くしっかり丸くします。

それができたら、今度は、一メートル以上、上に投げ上げてお手玉をします（投げる瞬間からキャッチするまでしっかり目で追うことで、目の筋肉も鍛えられます）。

お手玉は、利き手と反対の手もしっかり使うことができます。

時計回り、反時計回り両方のお手玉を3分ほどやってみましょう。

【運動系を鍛えるトレーニング❷】
## 5本指の靴下を履いて生活してみよう

左右10本の手の指と同様に、左右10本の足指も一本一本役割を持っています。

その足指の力を発揮するために、5本指の靴下を履いてみましょう。

左右10本の足指に力が入りやすくなるので、バランス良く立ったり歩いたりしやすくなります。

砂浜や畑に行ったときは、足指を開きやすくするために大きめの靴を履いて、しっかり大地をつかんで歩いてみましょう。海岸では、裸足で砂地を歩いて足指を鍛えましょう。

思考系から運動系へしっかり命令が届けられるようになります。

column

# 攻撃的な人のほうが、自分の欲求に気づきやすい

活動的な人と攻撃的な人はイコールではありませんが、ある程度の攻撃性を備えた人のほうが、欲求が顕在化しやすく、欲望実現のためのアクションにつながりやすいです。

あえて「攻撃的なキャラクター」を演じている人もときどきいます。何かと突っかかって来る人って身の回りにいるでしょう。

私はいつも、「テーゼ・アンチテーゼ・アウフヘーベン」っていうヘーゲル弁証法を思い出しますが、これは相手が提案したものとあえて反対の提案をして、お互いの真ん中をとろうよ、ということです。

相手を突くことによって突き返される、それが次のアクションが起こる起爆になるという仕組みです。

敵対心というのは、よくも悪くもひとつのエネルギーを生むソースになります。

# 第3章

## やる気は脳覚醒で大きくなる

# 1
# 脳を見れば その人の将来が想像できる

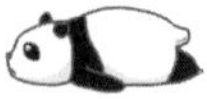

## 「良心」は脳の発達でつくられる

「なんで俺はこんなやる気のない性格に生まれてしまったんだろうか」と部屋でぐうたらしながら考えた人もいるかもしれません。

安心してください。

あなただって生まれたときからやる気がないわけではありません。

**性格はほぼ脳の発達度で決まります。**

たとえば「良心」というのは、「感情系脳番地」と「思考系脳番地」で生成されると考えられます。

**良心があるとは、自分と他人の区別がついているということです。**

**自他の区別が成立するためには、思考系での判断力が発達していることに加えて、右脳と左脳の感情系の両方が発達している必要があります。**

ところが、これらの脳番地で未発達な部分があると、罪悪を罪悪であると判断したり、罪悪であると感じたりすることが難しくなります。

たとえば、思考系が発達してＩＱが高い人が、必ずしも良心を備えているとは限りません。

極端な話、知能犯は、思考系は優位でも、感情系は未熟で罪悪感の欠落した人格障害の可能性があるのです。

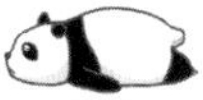

## 脳相を変えることが、自分を変えることにつながる

ＭＲＩを使って脳相診断をしていると、その人の生きてきた軌跡がわかります。

生きてきた軌跡とは、脳作業の軌跡そのものです。

脳ではその過程が地層のように重なっているのです。

この人は優柔不断そうだなとか、何歳ごろに運動を頑張っていたんだなとか、これまでの人間関係がよかったか悪かったか、普段どういう人と話をしているかも予測がつきます（さすがに「誰と」付き合いがあるかという具体的な情報はわかりません）。

そうした脳相診断の結果から、このままいくとこの人の近未来とその先の将来がどうなるかがある程度想像できます。

ですから、**自分を変えたいと思ったら脳相を変えることを意識するのが有効です。**

# ② 脳の経験に応じて性格は変わっていく

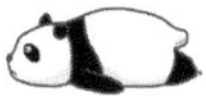

## 「本当の自分」は固定できない

脳番地の発達の強弱には個人差が大きいので、各脳番地の成長度が一人ひとりの個性のベースになっています。

**性格とは、脳個性そのものと言っていいくらい、脳の発達に影響を受けます。**

たまに「本当の私ってどんなだろう」「いつも自然体の自分でいたい」と真剣に悩んでいる人がいるのですが、深く考えても意味はありません。

脳は新しい経験をしたら自ずと変わるので、今の脳状態を固定できないのです。

たとえば、職場で昨日まで人の悪口ばかり言っていた人が、自分が大きな評価を得た途端に周りに感謝しはじめることもあります。

昨日と今日で、どっちがその人の自然体かなんてわかりません。

**経験値の負荷が大きいと、今日の自分と明日の自分はガラッと性格が変わります。**

ですから、結婚とか旅行とか転居とか転職とか、人生の転機になるような出来事はたいてい脳に大きな影響を与えています。

転機がたくさんある人のほうが、間違いなく脳は鍛えられます。

脳に、ものごとに対応する柔軟性とか耐性がついてくるからです。

新しい経験を積み重ねている人は性格も変わるし、何も行動していない人は変化が少ない（あるいは頑固になる）というだけのことなのです。

## 脳の力を発揮できない4つの原因

性格に影響を与えるもうひとつの要因は、生活習慣です。

いくら脳を鍛えていても、寝不足だったり、身体を動かさない生活をしていると、本来の自分の脳の状態を発揮できません。

脳は生活環境に影響されやすく、生活習慣が乱れると、途端に性格がうつっぽくなったりキレやすくなります。

これだと、エネルギッシュというより、やたら手に負えない厄介な人になってしまいます。

あえて「自然体の自分」というなら、そうした不調を取り除いた状態のことと考えるといいでしょう。

脳が正常に働かないときには、

**・寝不足である**
**・悩みがある**
**・運動不足である**
**・情報不足である**

の4つの原因があって、何が原因になっているのかは、脳を見ると案外簡単にわかります。

いずれにしろ、こうした状態が複合してくると、対人関係においてまともなコミュニケーションがとれないし、生産性の高い行動をとることもムリです。

場合によっては、本来の脳の発達とは程遠い性格になってしまうこともあります。自分でそうした状況を抜け出すことが難しくなり、ご家族の意思によってクリニックへと連れてこられる人も少なくありません。

しかし、4～5ヵ月ほど治療しながら様子を見ていると、「これが私の会いたかったあなたです」と言いたくなるような人物に変わります。

私たちにエネルギーを与えているのは、性格ではなく、脳の状態なのです。

# 3 やる気が乏しい人は脳がちゃんと起きていない？

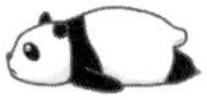

## 目覚めているだけでも大量のエネルギーが必要

やる気に乏しい人が脳をエネルギッシュに保つためには、「覚醒」のレベルを上げることが必要です。

覚醒というのは寝ているときの反対で、目が覚めている状態のことです。

覚醒レベルというのはどれくらい脳が冴えているかということです。

**脳は、起きているあいだ「覚醒」のアイドリングをするために、大量のエネルギーを使っています。**

火力発電所の火をゼロにできないのと同じで、突然昏睡状態に陥ったりしないように、「目覚めている」状態を保つ必要があるからです。

それは何らかの知的活動に使うエネルギーよりはるかに大きく、たとえば、人と会話をするために使っているエネルギーより、会話しているあいだ目覚めて起きていることに使うエネルギーのほうがずっと大きいのです。


普段、私たちが何もせず安静にしているだけでも、脳は脳覚醒を上げるためにかなりのエネルギーを消費していることがわかっています。

かつて、脳刺激の実験で使ったマウスを始末する際に（かわいそうですが、実験が終わったらみんな殺すのです）、脳覚醒のレベルを知るため、私自身が発見したfNIRS（エフニルス）と呼ばれる脳機能計測法で脳血流を計測したことがあります。

マウスの手足を刺激して得られる脳血流反応は、マウスの生命維持のために使われる脳血流の10～20％程度でした。

これを人間で言うなら、私たちが会話や読書、掃除などの活動をしているときに各脳番地で起きている脳血流の増加は、目覚めているために起こっている脳血流の10～20％程度に過ぎないことを表しています。

つまり、日常のさまざまな脳機能は、安静状態を維持する脳活動のうえに成り立っているということなのです。

## 空気が読めない、人の気持ちがわからない……

私たちが、まどろんでいる、あくびをする、眠気が襲ってくるという状態は、覚醒レベルが下がっているから起こります。

環境さえ整えば眠ってしまう状態です。

**覚醒レベルが低いときは、いわゆる「空気」を読むことが難しくなります。理由は視覚的な感度が落ちるからです。**

たとえば、刺激的な写真を見てもドキリとしない、幸福そうな人の写真や怒っている人の写真を見ても表情が読み取れないなど、認識が鈍感になります（そのような状態でも、多くの人は悲しい顔の写真には反応します。他人の悲しみに気づくことは人間にとってよほど重要なことなのでしょう)。

視覚系からのインプットが不足すると、感情系脳番地も感度が鈍くなります。

人の感情を読み取ることが難しくなるので、コミュニケーションでつまずくことが多くなり、社会でうまくやっていきづらくなります。

## 感情のコントロールにも関わっている

また、覚醒レベルが下がることで、攻撃的になる場合もあります。

飲み会では感じよく盛り上がっていたのに、帰り道で解散するとその場にいない人の悪口を辛辣に言い始める人がいます。

疲れたり眠たくなってきたりして、覚醒レベルが下がり、わき上がる感情を抑えられなくなっているのです。

脳がよく発達した人のエネルギッシュさと、覚醒レベルの低下による攻撃性が併存している状態です。

頭をクリアにしておくためには、覚醒レベルを上げることが先決です。

**私たちの行動は脳覚醒というベースの上に乗っかっているので、脳覚醒のベースを上げていかないと、どんなに頑張ってもベストを尽くすことはできません。**

脳覚醒レベルが高いほど脳はエネルギーに満ちているから、しゃべっていることの質も上がってきます。

覚醒度が高いときには、暴言は吐かないものです。イライラもしないものです。欲求も制御できているものです。

# 4 脳覚醒のベースを上げると全力を出せる

## 余力の大きさで1日の活動量が決まる

覚醒レベルというのは、わかりやすく言うと、私たちが活動するときの「分母」です。「分子」には、ある活動に使うエネルギーが入ります。

**覚醒レベルが10の状態でエネルギー1の活動を支えているのと、覚醒レベルが20の状態でエネルギー1の活動を支えているのでは、後者のほうが明らかにパフォーマンスが上がります。**

分母が大きいほど余力があるからです。

ただ、覚醒レベルが低いからといって、会話や行動の質がストンと落ちる人ばか

## 脳覚醒度が上がるほど行動がラクになる

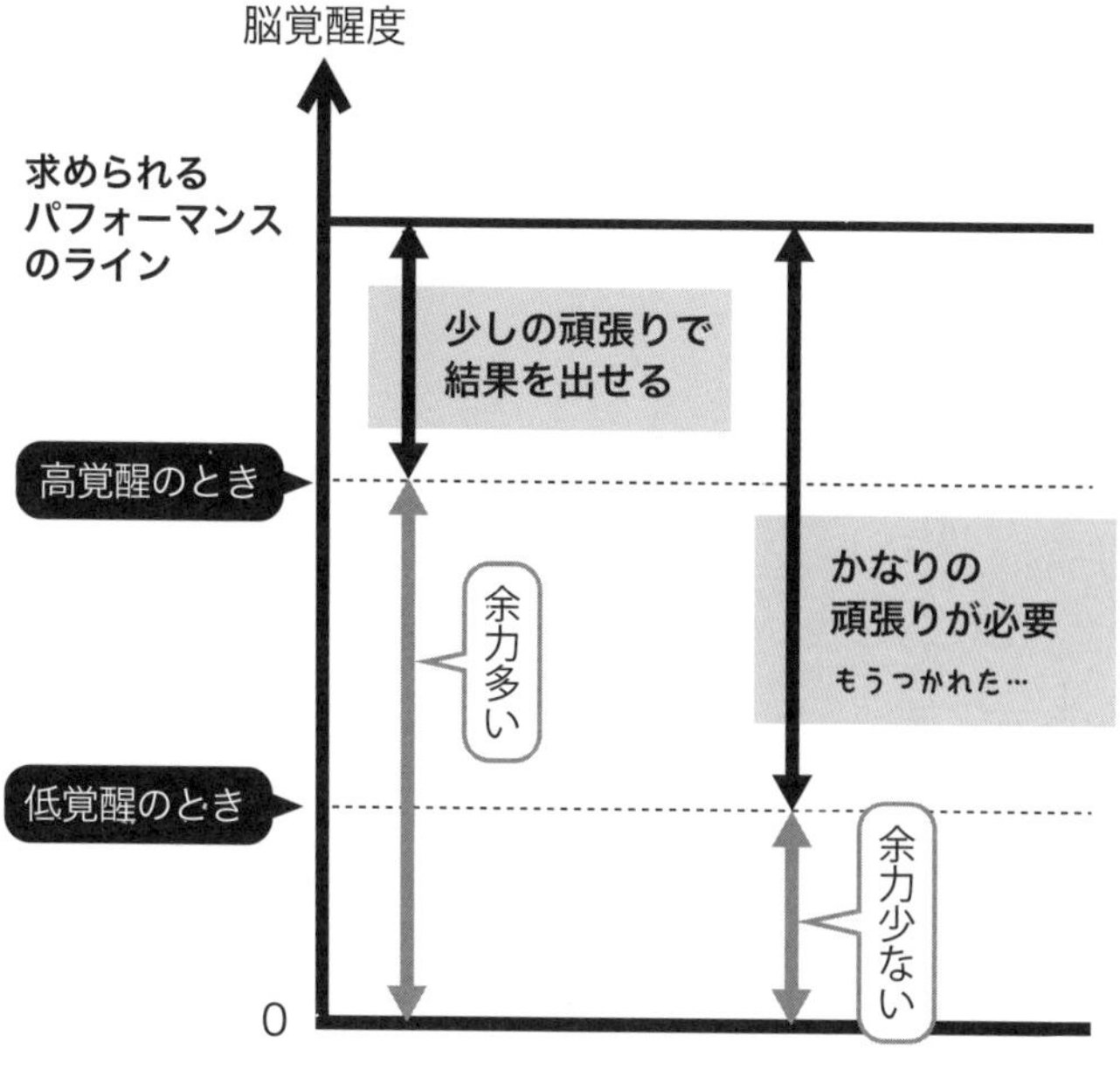


### 〈考え方〉

脳覚醒が 70 のとき、
20 の活動（頑張り）をする ⇨ $\frac{20}{70}$ 70−20 で
余力は 50

脳覚醒が 30 のとき、
20 の活動（頑張り）をする ⇨ $\frac{20}{30}$ 30−20 で
余力は 10

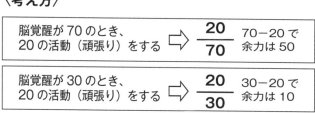

りではありません。追い込まれたときや必要に応じて、一時的に覚醒レベルを上げておくことは可能だからです。

テスト期間中など、「いつまでにここまで覚えないといけない」と短期的な目標が定まっている場合は、一時的に覚醒レベルが上がりやすいです。

でも、持続性はないですから、そういう場合は目標を達成した時点で抜け殻になってしまうこともしばしばです。

私たちは、覚醒レベル以上の活動は基本的にできません。

覚醒レベルが１のときに、エネルギー１を使う会議に出た場合、その会議が相当強烈に１日のメインイベントになってしまいます。

ですから、１日の活動量が大幅に減ってしまうのです。

## 今の脳覚醒度を点数化する方法

問題なのは、自分の今の脳覚醒度がわからないことです。

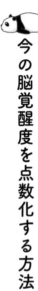

もしわかっていれば、脳覚醒が低い状態で、失敗が許されない彼女へのプロポーズや上司への転職相談はしないでしょう。

脳覚醒が低い状態で努力しても、いい結果が出せないのは明らかです。

そこで、リッカート尺度の5段階を用いて、自分の脳覚醒の状態を把握していきましょう。日々の出来事に対して、そのときの状態が次の5つの選択肢のうちどれに当てはまるかを記録し、点数化していきます。

**1点　脳覚醒が非常に悪い**（目は開いているが、ボーッとしているフリーズ状態）
**2点　脳覚醒がやや低下している**（何かいつもよりスッキリしない）
**3点　脳覚醒が普通の状態**（低覚醒の人はこの状態のレベルを上げる必要がある）
**4点　脳覚醒がややよい**（かなり頭がクリアな状態）
**5点　脳覚醒が非常によい**（頭がスッキリ冴えている状態）

出来事はなんでもいいです。

「6月7日　10時30分　英語の試験　2点」
「9月18日　16時　打ち合わせ　3点」
「10月1日　13時　デート　5点」
「2月21日　6時30分　ジョギング　4点」

……という具合です。

そうすると、「今はあのときより調子が出ていない」というふうに比較できるので、自分の今の脳覚醒の状態がより把握しやすくなってきます。

**仕事や大事なことに対しては、常に4点以上の脳覚醒状態で臨むのが理想です。**

逆に脳覚醒が低いときには、多くの結果を望まないことです。先ほど述べた、寝不足、悩みがある、運動不足、情報不足のときには、スコアが低くなります。

点数化で大事なことは、まず自分にとっての5点の感覚を知ることです。

また1点のときのエピソードを思い出して、次に同じことがあったときに4点、5点にもっていけるように心がけていくことです。

# 5 まずは適切な睡眠をとることから

## 脳の覚醒レベルを高く保つ4つの方法

脳がよく働いている人は、この脳覚醒レベルのアイドリングを高く保っていることが多いです。逆に言うと、脳が発達していても、覚醒レベルが下がっていると活動的にはなりにくいのです。

覚醒レベルを高く保つ代表的な方法は、次の4つです。

**①適切な睡眠**
**②早朝のウォーキング**

眠りから体を覚醒させることで脳覚醒のベースが上がります。
ただし、睡眠不足だとウォーキングの効果が十分得られなくなります。

**③自分の好きなことをする**

好きなことは嫌いなことより脳が働くので自ずと脳覚醒のベースが上がります。

**④次の予定を意識して今を過ごす**

次の予定があるとその目標に向けて脳が準備に入ります。
脳に準備状態をつくることが脳覚醒のベースを上げることになります。
次の日に大事な予定がある夜の飲み会は酔いが覚めやすいのはこのためです。

先ほど、脳が正常に働かない人の主な問題点として、「寝不足である」「悩みがある」「運動不足である」「情報不足である」の4つを挙げましたが、このなかでいちばん手っ取り早く修正できて、かつ覚醒レベルを上げることにつながる行動が「睡眠」です。

したがって、ここからは睡眠を中心とした覚醒レベルの上げ方を紹介していきましょう。

## 1日に7〜9時間の睡眠が必要

成人の場合、老若男女すべての人が、1日に7〜9時間の睡眠が必要です。

これより多くても少なくても、身体には悪影響が出ることがわかっています。

たとえば、昨日は7時間寝たから調子がよかったけれど、今日は6時間しか寝ていないとなったら、脳覚醒レベルは下がります。

**自分では気づきにくいですが1時間の差は大きいです。**

世の中には、朝まで飲み明かしてそのまま出勤する人もいますが、間違いなくカラ元気です。脳覚醒レベルは低いですから生活の質は下がります。

実際に、睡眠が6時間の人たちと7時間の人たちを被験者にした実験があります。

**寝る時間が少ないと、アルツハイマー型認知症の引き金になると言われる「アミロイドβ」というアミノ酸からなるペプチドが、脳のなかにたまってきます。**

アミロイドβが増えてくると、さらに、脳の記憶系脳番地の中枢「海馬」という短期記憶をストックする部位の周辺に、タウタンパク質という物質が沈着します。
すると記憶力の低下に結びつくのです（アミロイドβ自身にも、海馬の神経新生を邪魔する働きがあると言われています）。

**海馬がダメージを受けると、見聞きした経験が記憶としてストックされづらくなり、思考系や感情系との連動ができなくなっていきます。**

ものごとを考えられない、感情が鈍くなるというのは、まさに認知症の症状です。

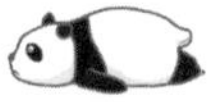

## 脳の老廃物が認知機能を下げる

7時間寝ている人と6時間の人とでは、6時間の人のほうが、このアミロイドβの沈着量が圧倒的に多いです。
「アミロイドβ」という名前が難しい人は、脳の老廃物、「うんち」だと考えるとわかりやすいでしょう。

私たちは寝ているあいだに、脳内のリンパ管を流れる髄液にうんちを排泄しています。しかし、睡眠時間が短いと、排泄している暇がないから脳のなかにたまっていってしまいます。

これは、毎日すごい勢いで認知症に近づいているとも言えますが、もし認知症にならなかったとしても認知機能が下がっていくのは間違いないのです。

なぜなら、一定以上こうしたタンパク質がたまることで、脳の神経細胞が徐々に死んでいくからです。

**アルツハイマー型認知症とは、脳の神経細胞がたくさん死んでいった結果なのです。**

# 6 「寝る時間がもったいない」と思っていませんか？

## ショートスリーパーが元気な理由

普段睡眠時間が短い人は、7時間眠るだけで、覚醒度がグッと上がります。

若い人や働きざかりの人は「そんなに寝る時間がない」とか「寝ている時間がもったいない」と思うかもしれませんが、寝たほうが結果的に認知能力も高まります（ただし、9時間以上寝ている人は、うつ病になりやすいです）。

なかには、1日4時間程度の睡眠でも健康でいられるショートスリーパーと呼ばれる人たちもいます。

彼らにはエネルギッシュなイメージがありますが、私が思うに、それはエキセントリックになっているせいでしょう。

睡眠不足によるストレスでアドレナリンがばんばん出るために、好戦的にならざるを得ないのです。アドレナリンがないとエネルギッシュになれないのですから、問題を抱えている状態と言えます。

## 眠れないときは「アイマスク」も有効

眠りたいのに眠れない人もたくさんいます。

**基本的に、二度寝する、眠りが浅い、寝た気がしない、入眠に20分以上かかる、朝早く目覚めてしまう、といったことはすべて睡眠障害です。**

私たちは、寝ているあいだ、レム睡眠という浅い眠りとノンレム睡眠という深い眠りを交互に繰り返しています。

中年期から老齢期になると、「すぐ目が覚めちゃって7時間も眠れないよ」という人は増えていきます。

年齢を重ねるほど、ノンレム睡眠（身体も脳も休んでいる状態）という深い眠りの時間が短くなっていくから目が覚めやすいのです。

先ほどお話しした脳のうんちが排泄されるのは、このノンレム睡眠という深い眠りに入っているときです。


一方で、認知機能が下がってくると、今度はレム睡眠（体は休んでいても脳は覚醒している状態）が短くなる傾向があります。

夢はレム睡眠のときに見ることが多いので、認知症になると夢を見なくなります。

そうすると、「眠れないから認知機能が下がる、認知機能が下がると眠れない」という悪循環になってきます。


私も今では若い頃のようにいくらでも寝られるというわけにはいかないので、アイマスクをして寝ています。

**どうしても7時間眠れない方は、アイマスクをすると途中で目が覚めることが減ります。**また、朝方、日の光で起こされにくくなるため、起床時間までぐっすり眠れます（これは私個人の経験です）。

# 7 正しくやる気を出す方法

## 依存が始まるのは脳覚醒レベルの低さから

**慢性的に覚醒レベルが低い人がモチベーションを上げるためには、より強い刺激を必要とします。**

たとえば、賭け事がどんどんエスカレートしていったり、性的欲求を満たすためにサディスティックなことを必要としたりということです。

嗜好の範囲ならともかく、依存するとそれなしではいられなくなります。

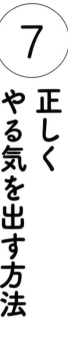

精神世界やスピリチュアルにはまるのも、同じ脳の仕組みです。

これらは、なんだかんだ言って自分をモチベートする仕掛けになっていて、賭け事と一緒で依存性が高いです。上手に活用できるのは、自分にとって有益な範囲で線引きできる思考力がある人だけです。

ゲーム依存やスマホ依存も背景には脳覚醒の低下状態があると考えられます。

また、覚醒レベルが高くても、1000億円持っている人が100万円とか10万円を稼ぐために努力できるかということもあります。莫大な資産をもっている人は、より強い刺激やメリットがないと動けなくなってしまう人が多いです。**物質やそれに匹敵するような承認欲求に依存している場合、他人が褒めてくれないとモチベートされない、札束を積まれないとモチベートされないという状態になり、自分で自分をコントロールできなくなっていくのです。**

## アドレナリンは一時的に血圧を上げているだけ

なぜ強い刺激でモチベーションが上がるかというと、強い刺激を受けて興奮すると、アドレナリンというホルモンが分泌されるためです。

イライラしたり、攻撃的・好戦的になるため、「英雄ホルモン」とも言われますが、これはエネルギッシュになることとは関係がありません。

アドレナリンは、緊張したり興奮したりといったストレスを感じる場面で分泌され、血圧を上げる効果があります。

**多くの人は、人前に出て話すときに緊張して血圧が上がりますが、それをエネルギッシュとは言わないでしょう。**

睡眠不足のときや賭け事をするときだけアドレナリンが出る人もそれと同じです。

しかも、アドレナリンが頻繁に出ていると心臓に大きな負担がかかります。

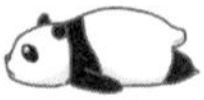

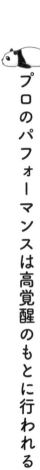

## プロのパフォーマンスは高覚醒のもとに行われる

プロレスの場合、一見大量にアドレナリンが出ているように見えますが、プロの試合ではアドレナリン頼みではなく、ある程度制御して戦うのが当たり前です。

パフォーマンスとして成功させるには、脳が活発に働いている必要があるからです。

同様に、明石家さんまさんがテレビ番組で興奮気味にしゃべっているからといって、アドレナリンに依存しているわけではありません。

「相手の反応をしっかり見る」「笑いに変えて言葉にする」というふうに、高い覚醒度で関連する脳番地がしっかりと働いています。

**エネルギッシュというといつも騒々しいイメージでとらえられがちですが、それは表面的なイメージです。物静かでもアクティビティがある人はたくさんいます。**

活動的な人でよくいるタイプは、どんなことにも広く浅く刺激される人です。

外からの刺激によって動かされる力をもっているので、自分の意思でも動けるし、外部からの刺激も上手にキャッチして乗っかっていける。

覚醒度が高く、インプットとアウトプットの循環が高速で巡っているのです。

# 依存ではなく、継続する練習をしよう

**モチベーションを自力で上げるには、短期的な満足を追求するだけでなく、長期的な目標をもっておくといいでしょう。**継続的に行動するためには適切なモチベーションが必要なので、やる気を保つ練習になります。

脳は与えたプログラムを実行しようとする機関なので、「一時的でいいよ」という命令を出せば一時的になるし、「継続的にやりなさい」という命令を出せば継続してくれます。

継続しないと面白さや意義がわからないことはたくさんあります。

最初は、3、4日という短期間から始めてもかまいません。

慣れたら、1年とか10年とか、期限を設けて自分で続けてみることです。

脳が「これは10年でできることなんだ」というふうに、時間の感覚のなかで覚えていくと、目先の満足だけに振り回されなくなっていきます。

# 8 嫉妬心をバネにできる人の頭のなか

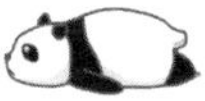

## 「なんで俺じゃないんだ」思考の人は自滅する

覚醒レベルが低くなると自己認識が弱くなります。

自己認識とは自分を客観的に認識する力のことなので、**自己認識が弱いというのは、「自分のことがわかっていない」ということ**です。

思考が止まってしまうほど嫉妬心にかられるのは、自己認識障害のひとつです。

「比べる」というのは、思考系脳番地の仕事です。

でも覚醒レベルが低いと、情報を共有している感情系脳番地が暴走して、正しい対比ができなくなってしまうのです。

「どうしてあの人ばかりが得をするのか、どうして俺じゃないのか」って言う人がいますけど、それは簡単で「**あの人は俺じゃないから**」です。

世の中にまったく同じ人なんていないのに、あの人の立場と俺の立場は違う、自分と他人は違うという根本的な認識を、「不快」という感情が覆い隠してしまうのです（前にも言いましたが、感情系脳番地自体が未発達な場合も、自分と他人の区別がつかなくなります）。

これだと、思考系脳番地が正常に働かないので、次のステップに進むことができず、思考系と記憶系をぐるぐる回り続ける負の回路にはまってしまいます。

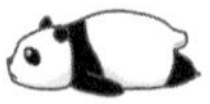

## 自分をヒーローだと思えば見方が変わる

とはいえ、別に嫉妬がいけないと言っているわけではありません。

思考がまともに働いている限りにおいては、通常のコンプレックスや嫉妬心は誰にでもあるものですし、負の感情をバネにして今に至っているということを公言し

## 嫉妬心でやる気をなくしたときは…

**「なんで俺じゃないんだ思考」の人**

なんであいつばっかり得するんだ、
なんで俺じゃないんだ…

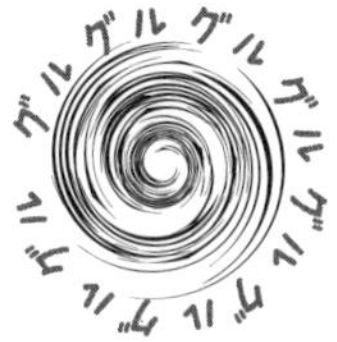

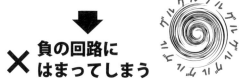

**× 負の回路にはまってしまう**

**「敵を倒すストーリーをつくる」人**

俺は負けている場合じゃない、
あいつに勝って状況を変えなければ！

何をしたらいいか頭が働く

**◎ アクションにつながる！**

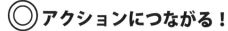

ている有名人もいます。

コンプレックスや嫉妬心を原動力にして頑張れる人は、マイナスの回路にハマらないように、自分なりのストーリーを設定していることがしばしばあります。

自分より恵まれた人を悪役に見立てたりして、「敗者である俺はあいつに勝って、状況を変えなければならない」みたいなことを考えているわけです。

**自分の位置を一般の基準より過剰に低く定めることで相手とのあいだにギャップをつくり、そこを戦略的に埋めようとする。**

そうすると攻略する標的が明確になるので、「そのためにどうすればいいか」と脳を働かせることができます。

次のステップが見えているとはそういうことです（これが本来の思考系脳番地の働きです。感情をコントロールできるとこうなります）。

このやり方だと、左脳が働いて運動系はインプットもアプトプットもスムーズになります。

## 口はウソをついても、脳はウソをつかない

標的を明確にすることはとても大切です。

**脳には「状況に適応することしかできない」という仕組みがあるからです。**

たとえば異性に対して、「まだＮＯじゃないならアプローチしよう」と思える人と、「確実に脈ありじゃないとムリ」という人では、脳の働き方が違ってきます。

五分五分でもアプローチする人には次のステップが見えるから、わずかな可能性に入り込もうとして脳が働きます。

確実じゃないとアプローチ出来ない人は、脳を働かせる必要がありません。

だだっ広い枠にしか行けないのなら、アプローチする機会自体がほぼなくなる。

ですから、はじまりが劣等意識でもなんでも、自分が攻略すべきターゲットが定まっていればエネルギッシュになれるのです。

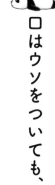

じつのところ、**負の感情をバネにできる人は、口ではネガティブなことを言っていても、行動原理はそうではないことが大半です。**

口では「俺なんて……」と自分を卑下しても、脳のほうは「俺はできる、やれ！」と全然違う指示を自分に向かって出しています。

口はウソをつきますが、脳はウソをつきません。

column

# 「自分がわからない」人の具体例

自己認識が弱いとは「自分のことがわかっていない」ということですが、自己認識の弱さは、嫉妬心ではない部分に表れることもあります。

実社会では以下のようなタイプの人が典型的です。

## 【他人のことを評価したがるタイプ】

ネット上だと、注目を集めるために戦略的に人を批判している人もいるかもしれません。でも実社会では、そうではなく「自分のことがわからない」から、他者のことをあれこれ言いたがる人が一定数います。

自分のことがわからない人は、他人のことが目につく傾向があります。だから、他人のことはよくわかるのです。

それで周りに触発されてイライラし、エキサイトします。

コミュニケーションの基本は「自分の経験を話す」ことなのですが、このタイプは自分のことにはなかなか目が向きません。

そして、自分のことがわからないから、「これを言ったら、周りの人に恐れられるかも」というふうに結果を考えられません。

こういう人は思ったことをすぐ口に出すので、何か言われてもあまり気にしないのが賢明です。

**【感情の起伏が激しいタイプ】**

自分の思いどおりにいかないと、自尊心が傷ついて他者に対して攻撃的になります。

「自分は正しい」と思い込んでいることが多く、たとえば他人が自分の言うことを聞いてくれないと、理不尽でつらい目にあっていると感じるのです。

思考が止まってそれ以上考えられなくなると泣いてしまうこともあります。

その一方で、「自分は正しい」と思っているために、親切心で近寄ってくる人を都合良く利用することには、あまり罪悪感がありません。

基本的に真面目な人ですが、一定の距離を置いて付き合うほうが安全です。

# 第4章
## やる気を生み出す日常のコツ

# 1 頭のキレを左右するのは年齢ではない

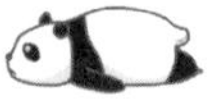

## ひらめきは何歳になっても衰えない

やる気がわいてくるというのは、脳の発達している脳番地が多く、神経細胞のネットワークを通じて情報の行き来が活発だということです。

そして、脳の発達している脳番地が増えれば増えるほど、発想が豊かになりいろんな考えやアイデアが浮かんできます。ひとつ何か思いつくと、そこからまた面白いアイデアにつながるということが起きやすくなってくるのです。

**ひらめきは、脳の神経細胞同士のネットワークが広く強靭なほど、生まれやすくなります。**

逆に、「最近、何も思いつかない。あまりひらめかなくなった……」という人は、脳が衰えている可能性が高いです。

新しいインプットが少ないせいで、脳の働きが鈍っているのです。

さすがに50代を越えると、身体だけでなくどこかしら脳が衰えることもあるのですが、それでも、ひらめきに関しては年齢のせいとは考えにくいです。

前にも述べたとおり、脳内細胞のネットワークは、脳を使っている限り死ぬまで成長するからです。

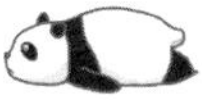

## 見えないものを見る「飛躍する力」はどこから？

今はスマホなどから大量の情報を得ることができますが、**脳の経験値をトータルで上げていくには「実体験」をともなうことが必要です。**

脳が活発に働いている人は、目の動き、指先の動き、話し方、歩き方、すべての動作にキレがあります。脳が活発に働いていると、動作にそのまま表れるのです。

ですから、よくひらめく人で、動きが緩慢な人はあまりいません。

私自身は48歳くらいまでがいちばんいろんな考えが浮かんでいましたが、50歳を超えた今でも十分頭は働いています。

普通に脳を使っている人であれば、40代というのはひらめきのレベルがかなり高くなる年代なのです。

20代や30代でひらめきが少ない場合、脳が衰えているというより、脳の経験値の少なさによるものでしょう。あとで詳しく述べますが、スマホからの情報収集だけでなく、生の情報に触れることで脳の働きは俄然活発になります。

**キレ味とは飛躍する力です。目の前で起こったことをどう感じるかが、見えていないものを見るための階段を上る準備になるのです。**

まずは身の周りで、「生でよく見る」「生でよく聞く」ということを、大事にしていきましょう。

# ② なぜコンテンツより実体験のほうが脳が働くのか

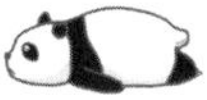

## リアルな情報のほうが「脳の理解度」が格段に上がる

今は自分から行動しなくても、良質な情報がいくらでも手に入ります。
でも実態がともなわない情報のやり取りでは、脳はなかなか成長しません。
**実際に見たときに、リアルでないものは「脳の理解度」が落ちるのです。**

海外の脳研究の報告によると、赤ちゃんが「実際のお母さん」と「画面のなかのお母さん」を見たときで、後者のほうが理解系脳番地での反応が弱くなっていました。

これは、リアルなほうが、脳の理解度を深めるという傍証だと言えます。

最近では、オンラインでの診察や講義などが盛んにおこなわれていますが、いちばん欠けているのは、お互いの皮膚感覚からの刺激です。

**人はお互いに物理的に接触していなくとも、肌で相手の雰囲気の情報を得ています。**

## 皮膚感覚に訴えないと脳の反応は鈍くなる

ネットやテレビなどで見るものはわかりやすいです。

しかし、**そのとき脳は、ずっとボケた目で、ボケた音で聞いているみたいな反応になってしまいます。**画質が高くなってもこれは同じです。

コンテンツとリアル体験は、情報の質が皮膚感覚に訴える訴えないという点でまったく違います。

私は自分が出演したラジオ番組を聞き直してみたときに、それがわかりました。

もちろん、録音した声が自分の思っていた声と違うというのは、誰でもそうです。

そうではなく、あの場にいた目の大きなアナウンサーの迫力とか、彼女としゃべったときの印象とか、あの場の空気は音声には乗らないということです。

多分、時間が経ってから聞いていたら、「どこの世界で話しているんだろう」というふうに思い出せなくなっている部分があると思います。

話した内容をそのまま流しているだけなのに、私が体感していた世界とは別物に感じたのです。

## 効率のよさはディープさを犠牲にしている

これは音声だからではなく、コンテンツというものはすべてそうです。

リアルな世界だったら必ずあるはずの、ムダやノイズ、人間や空間、その場の雰囲気や勢いといった情報が、ごっそりそぎ落とされてしまいます。

人と話すのも、テレビ電話で話すより、直に会ってじーっとその人の声色を聞いたほうが、はるかにその人のことがよくわかります。**リアルに会ったほうが、脳がそれだけ活発に反応し、それによるやる気効果は増大するのです。**

ノンフィクションの映画にも同じことが言えます。

映画は短時間に効率よく情報をそろえてストーリーをまとめてくれます。でも、現実に主人公と同じ人生を生きたら、もっと時間がかかるし、もっと本筋に関係ない出来事が起こるし、関係ない人たちともたくさん関わっていきます。

そうすると、結末が同じでも感動の質は大分変わってくるはずです。

たしかに、コンテンツには「効率がよい」というメリットがあります。

その代わりに、エッセンスが抜け落ちて、一回のディープさやインパクトは弱まってしまいます。ディープな理解力のエリアを刺激できないのはこのためです。

だから脳の経験値を上げるには、リアルな「見る」「聞く」の体験が必要なのです。

## リアルな情報が脳の経験値を引き上げる

脳の理解度は、

**実際に見る ＞ メディアで見る**

**実際に見る、聞く**

⇩

実際に接触しなくても、
脳は肌から刺激を受け取る

⇩

脳のディープな理解力の
エリアを刺激する

脳の
理解度
高い！

**メディアで見る、聞く**

⇩

脳は、ぼけた画像、ぼけた音で
聞いているような反応になる

⇩

効率はいいが、脳の理解は
弱まってしまう

脳の
理解度
ぼんやり

# 3

# 日々の生活のなかで行動力をつけていくコツ

## 動けば動くほど、動くのがラクになる理由

やる気が出ない人にとって、行動するというのは本当に荷が重いことです。

なぜなら脳の仕組み上、**動けば動くほど動くのがラクになり、動かなければ動かないほど動くのが苦痛になるからです。**

めったに人に会わない人だと、ひとり会うだけでもすごいエネルギーを使いますが、しょっちゅう新しい人に会っている場合はそこまでの負担はありません。

頻繁に出張している人は、滅多に出張しない人より、1回あたりでの出張疲れははるかに少ないです。

**行動量が増えると1回あたりの行動に使うエネルギーが減りますから、動くことの負担から解放されます。**

脳のなかに準備ができているからラクに行けるようになるのです。

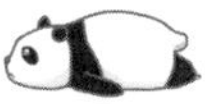

## 意図的に「時間のしわよせ」をつくろう

そこで、行動力をつけるためにまず考えたいのは、**1日のルーチンを変えて、あちこちに「時間のしわよせ」をつくっていく**ことです。

ほとんどの人は、毎日同じ時間に出社して同じ時間に退社するわけですが、毎日同じ時間に同じことをやっていたら、脳が新しい刺激を得ることができません。

健康に支障が出ない程度には規則正しい生活を送るのが理想ですが、その内容を少し揺さぶってみるのです。

たとえば、1日の始まりに、神棚に手を合わせたり、ラジオ体操をしたりして、スタート時の行為を変えたら、その後の昼間に違う自分が出現するかもしれません。

また、**同じことをやるのでも、始まりの時間と終わりの時間を決めて区切っていくと、脳は活性化します。**脳は「位置について、よーいどん」と言われたときに、もっとも緊張してパワーを出すのです。

制限時間がなかったり、活動に対して時間の枠が大きいと、自分では気づかなくても大概はみんな脳の働きが鈍くなります。

ですから「デッドラインだけ守ればいい」ということではなく、始まりの時間も決めておくことが必要です。

時間を区切ることは集中力を高める（覚醒度を上げる）ことにつながりますが、結果的に1日にたくさんの量をこなせる頭と体の状態をつくり出すことになります。

つまり、1日の時間の使い方で脳の成長度合いが変わってくるのです。

## 脳の成長は時間とのトレード

脳の成長は、普段の時間の過ごし方で決まる部分が多く、ほとんど時間とのトレードと言ってもいいくらいです。

エネルギッシュな人は毎日の行動量が多いので、そのまま脳の発達につながります。

一方で、やる気に乏しい人はいきなり毎日の行動量を増やすのは大変なので、まずは休みの日の時間の使い方を、ある程度決めておくといいでしょう。

休みの日は、「あれもやらないと、これもやらないと」と思いながら、何もやらずにぼんやりしているだけで終わってしまうこともよくあります。

これは、日頃の疲れもあって「休みの日まで制限を受けたくない」、「何もしなくても大丈夫」というふうに、思考系脳番地が勝手に判断してしまうためです。

これを脱するためには、ややスパルタですが**朝から晩まで何かしら予定を入れておく**ことです。「それが全部終わったら、自分の時間だ」というふうにしておくと、テキパキ動けるようになります。

**思考系脳番地は目標が定まっていれば自ずと活動できるのです。**

もちろん休みの日は本当に休んでもいいのですが、やる気を出すためには休みの日も工夫できるという話です。

テキパキ行動しないと、自分の自由になる時間はなくなってしまうわけだから、そこは必死に行動します。本当に無理となったらキャンセルすればいいのです。

# 4 ミーハーになるのがインプットを増やす近道

## いったん感動に落とし込むと脳が強く反応する

やる気が出ない人は、いろいろなことに無関心になりがちです。

一方、エネルギッシュな人は、ミーハーな人が多いです。

目新しいものに触れて興奮することが、脳の神経細胞の活性化に初速をつけることにつながるからです。

**情報を受け取ったときに「すごい、どうして」というふうに、いったん感動に落とし込むことで神経細胞同士の情報の行き来がグッと上がります。**

記憶ひとつとっても最初のインパクトで全然違います。

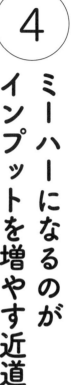

それに、キレ味が持続できる人はミーハーで終わらせません。

背後に持続力があってミーハーな分だけ脳を伸ばしています。

ひとつのことを長く味わう力があるのです。

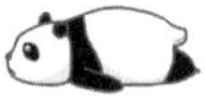

## 人は知らないものには興味をもてない

ですから、インプットを増やしたかったらミーハーになるのがいちばんです。

しかし、ミーハーとは目新しいことにあれこれ熱中することなので、いきなりなろうとしてもけっこう疲れます。

人間は基本的に、「すでに自分が知っている情報」には興味をもつことができても、未知の情報にはなかなか興味をもつことができません。

ニュースサイトなどで自分とまったく接点のないニュースを読むのは、しんどい人が多いでしょう。

既知のことの延長上で情報をインプットするのはラクですが、新しい情報をゼロからインプットするのは面倒くさいのです（本当はその面倒くささが、もっとも脳を成長させるのですが）。

田中みな実さんの写真集がたくさん売れたのは、もちろんご本人の魅力がいちばんでしょうけど、何より田中みな実さんという方のキャラクターがメディアなどを通じて多くの人に知れ渡っていたからです。

いくら美しくてもそれ以外の情報がない人の写真集を、わざわざ買ってまで見たいと思う人は少ないでしょう。

新しい経験をするときでも、予備知識があるかないかはとても大きいのです。

## 呼び出せる記憶に紐づけて理解するメカニズム

**一個知っていることを、きっかけがあればもう一度再確認したくなるというのは、記憶のメカニズムに関わってきます。**

たいていの人は、一度会ったことのある人に再会したときは、前回会ったときのことをしばらく頭のなかで反芻しています。

記憶系が新しい経験をインプットするにあたって、関係している過去の記憶を呼び出そうとしているのです。

そして、過去の記憶と紐づけられるとぐっと興味がわきます。

こうして呼び出せる記憶が多い人ほど、ラクに世界を広げていくことができます。

**呼び出せる記憶が少ない人は、記憶系が弱っているか、あるいは今までのインプットが少ないと考えられます。**

やる気に乏しい人の多くはこのタイプに当てはまります。

## 「面白がろう」というスタンスをとれるかどうか

こんなふうに言うと、「ミーハーへの道はなかなか大変そうだ」「ミーハーなんてなろうと思ってなれるものじゃない」と及び腰になる人がいます。

そういう人は、まずは「面白くしよう」とする気持ちが大事です。

**活動的な人は、「人生を面白くしよう」「楽しくしよう」「お金持ちになろう」というふうに、満足度が高くなるほうを目指す脳の回路が自然とできています。**

自分のなかで好き嫌いのアンテナが働くようになるまでは、「今、これをやると将来面白いことが起こるかも」と想定するクセをつけると、脳を鍛え、ミーハー回路をつくることにつながります。

それに、面白がるという目標があれば、その場で使う言葉も変わってきます。たとえば、いつもと違う服装や髪型をしてきた人に対して、面白がらせようとギャグにしてしまうのが明石家さんまさんです。

そうすると、相手も面白くなるような言葉を選んだりします。

**スタンスで言葉が変わるのです。**

最初から「面白がろう」というスタンスで見ることを意識すれば、ミーハーになることはそんなに難しいことではありません。

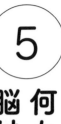

# 5 何かにハマると脳は一気に成長する

## 身近にいる「センスがいい人」を観察しよう

やる気が出ない人は、きっかけがないと行動できない面があります。

そこで、とりあえず身近な他者に「感染」してみると、次のアクションにつながりやすくなります。他者と交流することの感染の力はすごいです。

身近なところだと、「服のセンスがいい人と付き合っているうちに、自分もセンスがよくなってきた」「オシャレっていうことの意味がわかってきた」という経験をしている人は多いのではないでしょうか。

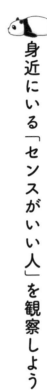

美的センスに関しては、脳のどこで決まるのかハッキリとはわかっていなくて、視覚系脳番地からその秘密を研究している人がたくさんいます。

私は視覚系脳番地だけでなく、感情系脳番地と結びついた「見比べる感性」で決まると仮説を立てています。だから**センスがいい人といると、その人の見方だけでなく感性も自分に移ってくる**のです。

センスがいい人と親しい付き合いがない場合は、職場でセンスがいいと思える人を観察したり、ＳＮＳで探してみてもいいでしょう。

ただし、基本は「自分がどう見られたいか」という欲求があることです。

**自分にひきつけて見られなければ、感染力が弱まってしまうからです。**

## 「軸」ができると全体の見通しがよくなる

感染するのは人ではなく、作品でもいいです。

たとえば音楽だったら、一回モーツァルトにどっぷりはまってみる。

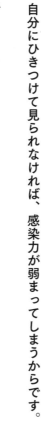

そして抜け出すと、モーツァルトだけでなく、そんなに真剣に聞いたことがないベートーヴェンもショパンも前よりずっと理解できるようになります。

小説も同じです。好きな作家のすべての作品を読んでみると、なぜか他の作家の作品も、前より面白さがよくわかるようになるのです。

これは、ひとりの作品を深く味わうことによって、自分のなかに「軸」ができるせいです。**軸とは、自分がとらえた感染元の人たちの「やり方」です。**

その感染軸があることで、別のアーティストやその作品を、客観的にとらえることができる（軸と比較して理解できる）ようになるのです。

そこには思考系脳番地での「比べて判断する」という機能が働いています。

ですから、最初からすべての作品に平等に接しているより、**一度断片的にでも何かに傾倒してからのほうが、関連するものやそのジャンル全体への見通しがはるかによくなります。**

感染してみないと**その世界の人たちの「本当のやり方」**は見えてきませんが、感染するとあとは芋づる式に理解できるようになります。

「教養を身につけたい」といって概要だけを追いかけているのは、一見効率がいいようで、本当は効率が悪いやり方と言えるでしょう。

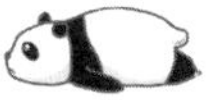

## 職業が違えば、考え方も着眼点も変わる

さらに、畑違いの人を見ていると、それだけで視点が増えます。

私の場合、若いときに海外にいたのですが、自分と同じような医者とばかりつるんでいたときは話の内容も代わり映えしなかった。

でも、あるときその後ノーベル賞を受賞した科学者の話を聞いて、ものごとのとらえ方や観点が全然違っていることに衝撃を受けたのです。

たとえば学会発表するとき、医者が気にするのは主に結果だけです。

だけど本物の科学者の人たちはそれを作り出した装置、つまりメソッドの話のほうに関心がある。なぜかというとメソッドが変われば答えが変わるからです。毎回被験者が同じでも、通すフィルターを変えれば答えは変わる。

着眼点が違うのです。

科学者はずっと研究施設にいて、そこでやったことが世界の科学技術思想になっていくようなところがあります。

そういう人たちと一緒にいると、その世界の人たち特有のシリアスな考え方にどんどん感染してきます。

**職業的に身につく態度や思考のクセには傾向がありますから、異なるフィールドの人たちと交流すると、振る舞い方や会話の内容も変わっていくのです。**

## 一人をわかれば、全体がわかり始める

新しい世界を知りたいときは、
**誰か一人**に「感染」するといい

**◎身近にいるオシャレな人を観察する**

⇨自分もセンスがよくなる
オシャレの意味がわかってくる

**◎好みの音楽家の曲をたくさん聴く**

⇨他の音楽家の曲の優れたところなども
理解できるようになってくる

**◎違う職業の人の話を聞く**

⇨他の職業の人の物の見方がわかる
ので、新しい視点が手に入る

**感染元の人の「やり方」がわかると、
その世界全体の見通しがよくなるので
芋づる式に理解できるようになる！**

# 6 やる気があると会話にエネルギーがのる

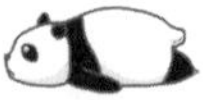

## 会話のテンポがよくなる方法

やる気が出ない人の話し方は、なんだか他人事のように感じられることがしばしばあります。

「その件ですね、わたしもよくわからないんですが、つまり……えーと……」という感じで、自分でも何を言おうとしているのか、多分わかっていないのです。

一方、エネルギッシュな人は会話のテンポが速いです。

**脳的に考えればわかりますが、思考系・伝達系が発達している人は速くなります。**

**思考系が発達している人は、自分の意見が定まっており、脳がスムーズに働きま**

**す。伝達系が発達している人は、意見を伝えるための言葉がすぐに出てくるのです。**

しかし、テンポが速くても、相手に同調しているだけの人もいます。

これは相手のレベルが高くて歯が立たないときにごまかす方法です。

落ち着きがない早口な人は、不安のせいでつい先走ってまくしたてるので、すぐに見抜かれてしまいますが……。

**自分が会話のテンポが悪いと悩んでいる人は、まず相手の言ったことを繰り返してから、自分の意見を言うといいでしょう。**話がずれないし時間も稼げます。

せっかちな人には嫌がられるかもしれないけれど、普段の会話では有効です。

それに、切れ味が鋭い人としゃべっていると、自分の切れ味が高まっていくということは確かにあります。

しゃべってるうちに、相手からどんどん自分の力が引き出されていくのです。

## 角度を変えて何パターンも意見を出す

脳がよく働いている人の話し方のひとつに、「**そうですか、だったらこういうのはどうですか**」というのがあります。

相手に同調しながらも、その人に見えていることを角度を変えて質問ができる。一方向からではなく、いろんな角度からものごとを見ているから、発見が多いです。そうすると、また新しい視点ができるから話が深まっていきます。

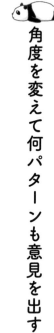

たとえば、「私は寒がりなので、寒いところには行きたくありません」という人がいたときに、それを鵜呑みにしたら話はそれで終わりです。

そういうときに「寒い地域ですが、ホテルで楽しむイベントなので外には出なくていいですよ」とか、「今年は暖冬ですから、例年より過ごしやすいですよ。むしろ雪が降らなくて困っているらしいです」など、いろいろな側面を見ている人はいくつも説得材料を出すことができます。

**相手の意見に対比させて自分の意見をいくつも出せるのは、脳が活発に働いている証拠です。**

相手に言われたことを咀嚼して多角的に考えられているからです。

ビジネス上の提案は、相手に選択肢やリスクの判断材料を提示するときに、多角的な視点を提供できるかどうかで、提案のキレ味が高まります。

私自身も、ひとつの意見に対して、４つの角度から意見を出すというトレーニングをしていました。

**４つの角度とは、「１８０度正反対の意見」「完全に同調した０度の意見」「同調したいが少し中立な90度の意見」「否定的だが中立に表現する２７０度の意見」です。**

今も、いつも意識的に考えるようにしています。

この習慣は、医者として病気の診断をする際に、見逃しや独りよがりをなくすためにも、脳科学者として他者に対して表現することが求められるときにも、とても役に立っています。

こういう話し方は仕事で使うかどうかもあるので、すぐに誰にでも役に立つというわけではないですが、脳のトレーニングとしてはかなり有益です。

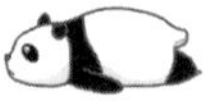

## より高度なピクチャーの共有

人間関係では、お互いの理解がスムーズと思えると安心感があります。

そのためには、言葉が的確であるだけでなく、相手が伝えようとしている話のイメージを共有できていることが大切です。

左脳の言語が発達している人は、不確かな情報にすぐに気づいて、「ここは意味がわかりづらいけれど、情報が足りないのでは？」と確認してきます。

これはこれで素晴らしい能力ですが、こうした細部の不備に気づく能力と、相手の描いているイメージをキャッチできる能力は違います。

より高度なのは、話し手が伝えようとしているイメージ、ピクチャーの共有です。

瞬時にピクチャーを共有するというのは、もともと似たようなバックグラウンドがあったり、お互いをよく知っている場合にはやりやすいです。

ですが、共有している情報が少なくても、視覚系の感度が高い人は、相手の意図をキャッチしやすくなります。

相手の言っていることを斟酌して、瞬時に同じピクチャーを共有できる人は脳のキレ味があります。

**相手の描いているピクチャーを、ボケていた絵面が正確なイメージになっていくように想定しながら会話をしていくと、確率を高めていくことができます。**

# 7 考える先を分散させておく

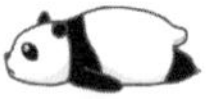

## 思考が煮詰まったときの対処法

頭にキレがないと思ったら、違うことをやるのが正解です。

私の場合は、論文などの原稿は複数を同時並行で書いています。

ひとつの論文を一所懸命書いて、行き詰まったら、別の論文に移ります。

だから、「今はこれ以上には進めない、困った」といって立ち止まっている時間をつくらないで済んでいます。

頭のなかで、ひっきりなしにそれぞれの木を育てているイメージです。

活動的な人は、だいたい複数のプランや予定を行き来しているものです。

**何かを休まないで継続的にやっていれば、どこかで行き止まりがきます。**

それは次のアイデアがでないことだったり、飽きてきてキレがなくなってきたりということで、自分の頭がくたばっていることに気づく感性は大切です。

**そういうときにもうひとつ道路があったら、そっちを走ったっていいわけで、私はこれを「二重らせん思考」と呼んでいます**（場合によっては、三重らせん、四重らせんになることもあります）。

そんなにすぐに切り換えられるのかと思うかもしれませんが、できるようになります。もともとひとつが煮詰まっているのですからやったほうが得策です。

**2本、3本と同時にやっていることで知識や目的を増やすことになるし、寝かせているほうも自分が意識していないうちに熟成していきます。**

## なぜ二重らせん思考が可能になるのか

この二重らせん思考を可能にしているのは、脳の「同時並行処理機能（マルチタスク)」と「バックグラウンドジョブ」のふたつです。

これらは、たとえて言うなら、ウィンドウズのマルチウィンドウと一緒です。自分がひとつのウィンドウを動かしてるあいだに、別のウィンドウを後ろで動かしてくれているのです。その機能を担っているのが、記憶系脳番地にある海馬や小脳です。

その仕組みは、次の3段階の脳機能で成り立っています。

**(1)経験して自分の脳に情報を入力する機能**
**(2)一時的に情報を保持するワーキングメモリ(作業記憶)機能**
**(3)作業記憶から長期記憶に移行させるために、記憶の回路を働かせる機能**

たとえば、誰かと食事の話しているときに、相手が発した「昨日の夜何食べた?」という言葉を聞いたのは、(1)の情報入力機能です。

それを踏まえて「ステーキだよ、今晩は何食べようかな」と答えるときには、相手の「昨日の夜何食べた?」という言葉を一時的に記憶しています。これが、(2)のワーキングメモリー機能です。

この(1)と(2)の機能がマルチタスクを可能にします。

そして、このときのふたりの会話を時間が経っても記憶しているのが、(3)のバックグラウンドジョブです。

(3)の機能がないと、翌日、ふたりで会話したことを覚えていられません。

(3)の機能によって、今直接(2)のワーキングメモリ機能を使って考えていなくても、無意識のうちに考えを熟成させてくれる「二重らせん思考」が可能になるわけです。

## 海馬の機能を最大限に活かす

たとえば、ちょっと意地悪ですが、編集者の取材に応えているときに、頭のなかで「この編集者っていい本つくれるのかな」と考えているのが、海馬を中心とした「ワーキングメモリ」の働きです。

人と話しているときに、頭のなかでは違うことを考えていられるのは、この記憶の仕組みがあるからなのです。

そして、バックグラウンドジョブは、その場の出来事を脳に定着させる役割をしています。**無意識のうちに出来事を反芻し、必要に応じて何かひらめいたりします。**

ですから、脳の経験値を上げるには、気楽にいろんなことに手を出しておくのがいいのです。

私の場合は、医者でもあり、脳科学者でもあり、会社経営者でもあり、テレビ・ラジオにも出演します。複数の違ったことに手を出しているので、全部こなしていけると考えています。このように脳を使いこなさないと、時間的にとても無理です。

これは、特殊な能力ではなく、誰もが自然にやっていることです。

脳が活発に働いている人はバックグラウンドジョブをやりつつ会話をしてる。

これができなくなるとアルツハイマー型認知症の疑いが濃厚になります。

海馬が萎縮してバックグラウンドジョブができなくなると、ぼーっと現実離れした感じになってしまうのです。**海馬は現実と思考を結びつける大事な脳の器官なのです。**

# 8

# すぐフリーズする脳を鍛えるには

## 身の回りの整理と頭の整理は同じ

人はイレギュラーな出来事に慣れていないと、ちょっとしたことでも思考が停止します。

トラブルが起きたときに頭が真っ白になってしまう人は、そういう自分を少しかっこ悪いと思っているかもしれません。

そういう傾向が気になる場合は、一見関係ないと思うかもしれませんが、部屋の整理をしてみるのがおすすめです。

すぐ混乱する人は、整理整頓ができていない人が多いです。これは、「整理整頓をやりたくない」と思っている人も同じ傾向があります。

大概は、掃除ベタだったり、机の上なんかがぐちゃぐちゃしてる人ほど脳がフリーズしやすいです。

そういう人は頭のなかで次のような状況になっています。

- **状況のカテゴリ化ができない**
- **意味づけができない**
- **状況の配列ができない**

だから新しい情報を聞いたときや目の前で起こったことが、今までの自分の頭のなかでどう結びつくか、瞬時にはわからないのです。

## キーワードは「カテゴリ化」「意味づけ」「状況の配列」

**「すぐ頭が混乱する人」と「整理整頓ができない人」は、MRIで脳相診断すると脳の頭頂葉にある理解系脳番地が弱く、同様の傾向を示しています。**

ですから、整理整頓の能力を高めることで、あわてにくい脳をつくっていくことができます。

たとえば、クローゼットの整理を考えてみてください。

靴下も下着も帽子も、あちこちに散らばっていたら、選ぶどころか見つけるのさえ大変です。でも、靴下はこっち、下着はこっち、帽子はこっち、というふうにカテゴリーに分けて片づけていれば、少なくとも靴下のコーナーにいけば靴下が見つかります。

配置だって意味づけを考えながら、たとえば「身体の上のほうに身につけるものは棚の上段のほうへ」と決めておけば、帽子は棚の上のほう、下着は中ほど、靴下は下のほうと、位置が決まってきます。

さらに、それぞれの置き場のなかで、気に入っているもの順とか、季節の順とか、用途ごとによく使う順とかいうふうに、わかりやすく並べることもできるのです。

ですから、部屋の片づけを注意深く行うトレーニングをすることで、脳を変えていくことができます。どんなときでも、「カテゴリ化」「意味づけ」「状況の配列」ができるようになるのです。

## 「捨てられない人」に必要なのは、基準の言語化

整理整頓ができない人は、たいてい「片づけられない」か「捨てられない」かのどちらかに分けられます。

そのうち、**前者の「片づけられない人」は、周りの人が何でもやってくれるために、本人が自ら片づける経験が少ないケースが多い**です。

自分でやらないから、いつまでたっても視覚系・聴覚系・運動系の能力が育ちません。

待てど暮らせどスイッチオンになりにくいタイプで、いざ何かやり始めるとすぐ混乱するのはこのタイプです。

一方、後者の「捨てられない人」は、さくさく動ける行動的な人が多いです。片づける能力がないというより、時間がないとか興味がないだけなので、トラブルにあってもすぐパニックになったりはしません。

ただ、思い出に依存していたり、コレクター気質だったりという特徴があります。脳の仕組みで言えば、思考・記憶・感情・伝達が弱いです。

私自身も、もらった年賀状が手書きだったりするとなかなか捨てられません。人情を感じるものを大切にしたいという意識が強いからです。

**捨てられない人が苦手なのは、価値が並列しているなかから、何かを選ばなければならない状況です。**

たとえば、10人くらいにモテモテの状況でも、ひとりしか選べないとなるとパニックになります。

**混乱を避けるには、具体的に比較する基準をつくってしまうことが大切です。**

比較する力は思考系脳番地です。

自分にとって何が必要なのかを言葉で説明できること、それを踏まえて選ぶことが、混乱を脱するための秘訣です。

そう考えると、いわゆる「ミニマリスト」の人たちは、「選ぶ」能力が相当高いです。

「不要と判断したものは容赦なく捨ててしまう」、あるいは「最初から家に入れない」という徹底ぶりは、明確な基準がないとなかなかできないことですから。

column

## 最初の一歩から
## 思考経路を体系化していこう

世界で誰もやっていないことを成し遂げようと思ったら、10人も必要ありません。ひとりでいいのです。何人も集まってお互いに刺激しあっても、新しいソリューションが生まれることはありません。何人集まっていても、ブレイクスルーの瞬間はひとりの発想です。

情報は、最初の発見者がいちばんすごい情報を持っています。その優位性はめったなことでは崩れません。

なぜなら、追いかけてくる人たちはみんな、最初の発見者のところに情報をもってくるからです。

たとえばノーベル賞をもらうようなクラスだと、後発の人は最初の人の研究を全部引用せざるを得ません。その人の発見があってはじめて自分の発見が成り立つからです。

ですから、最初の発見者は、「ああ、あの人は今こういうことやってるのか」というように、人のやっていることが高みから見えます。どれだけ裾野が広がっても、最初の人にはずっと知識体系が見えています。一方で、下から追う人は、情報が集まらないし統合もできないので、そうはいきません。

ですから、同じことをやるのでも、他人の成果の上に自分の成果を積み上げていくより、最初は大変でもゼロから自分の成果をつくっていくほうがいいというのが私の考えです（さすがにノーベル賞クラスではこれは難しい）。

すでに誰かが成果を出していても、安易にそこに乗っからないで、自力でそこまでの成果を出すことです。自分で行動した経験と、自力でつかんだ思考経路によって、他人の思考が手に取るようにわかるようになるからです。

人から入手した情報も、自分が納得できるように組み直せるまでは、自分の世界には組み込まない。自分の体験と整合性をつけていくことが大事です。

仕事でも研究でも、いつまでも追いかける立場にいるのは不利です。

そうならないためには、自分のなかで最初の一歩から「体系化」していくことが必要です。

# 第5章

## 身体を動かすと
## やる気がついてくる

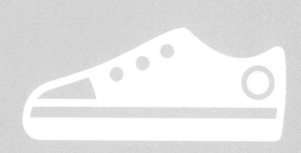

# 1 頭のキレは、肉体を通してしか活用できない

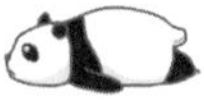

## 身体の自由度とやる気の関係

運動する価値のひとつは、スムーズに身体を動かせる筋肉をつくることです。

**身体を自由に動かせることで、やる気がわいてきます。**

どんなに素晴らしい脳があっても、それを表現する肉体がなければリアルな世界では意味をなしません。口でだって目でだってそう。

**頭のキレは肉体を通してしか活用できないのです。**

だから、運動系脳番地と筋肉を運動させる訓練が必要です。

運動をしていない人、もっと言えば運動神経が悪い人は、頭も鈍くなりやすいで

す。

運動系脳番地に刺激を与えるためには、身体をどう動かすかを企画し、実際に動かすしかありません。運動しなければ運動系脳番地はいつまでも発達しないのです。

## 全身を動かすのが理想だが、まずは脚力から

ただ、運動神経といっても、かけっこのような短距離が速いか遅いかということではありません。

「運動神経が悪い＝下半身を使った抗重力運動ができない」と思っている人は多いのですが、それは間違いです。

運動神経というのは脚だけではなく、指先を使う神経もあるし、口先を使う神経もあるし、目を使うのも運動神経を介して起こります。

たとえば、トランペットとかフルートとかピアノを弾ける人は、速く走れなくても手を動かす運動神経をよく使っています。

これも、運動系脳番地から筋肉への適切なアウトプットが必要です。

**何かひとつ苦手だから全部ダメということではなく、トータルでどれだけ酸素効率よく身体を使えるかですので、足、指先、口、目など、とにかく身体のあらゆる部分を使っているほうがいいのです。**

では、普段あまり身体を使う機会がない人は、どこから鍛えていくのがいいでしょうか。

最初は、脚力を鍛えるのがいいです。

脚力を鍛えると行動のスピードが上がるからです。

**速く歩けると、脳にエネルギーがわいてきます。**

また、右足を上げると左脳の前頭葉を、左足を上げると右脳の前頭葉を刺激するので、バランスよく脳を使うことができます。

スポーツとしてやるなら、おすすめは競歩です。

# 2 歩くスピードが上がるだけでルーズな生活が変わる

## なぜ人はずぼらになるのか？

スピードはエネルギーの源です。

歩くときには転倒しないようにバランスを取る必要があるので、大脳基底核《だいのうきていかく》という脳の深部を使います。大脳基底核はドーパミン作用を持っているので、刺激すると自然とやる気が出てきます。

だから歩くと元気になるのです。

普段あまり運動しない人にとって、通勤時などに毎日一定時間歩くことは、かなり貴重です。**行動半径が狭まったり、行動スピードが遅くなったりすると、脳は途端に衰えるからです。**

毎日決まった時間に出社していた人が、何時に出社してもいいということになると、もともと多忙で自己管理をしっかりできる人以外は、頭のキレが鈍感になっていきます。

行動スピードが落ちるうえ、記憶系脳番地の「海馬」が働きにくくなるからです。

**海馬は時間依存性が高く、時間的制約がない状態では、何かを覚えたり思い出したりという機能がとても弱くなってしまいます。**

**結果として日常のいろんな場面で、忘れ物が多くなる、曜日を間違えるといったようにルーズになりがちなのです。**

逆に、海馬がしっかり働いていると、時間に自分が合わせられるようになります。

締め切りに間に合うように行動できるということです。

## 毎日一定以上の距離を歩くよう習慣づける

**距離だって、1日の歩数を2万歩歩いてた人が1万歩にすると、いきなり身体が動かなくなります。**

歩く距離というのは、運動系脳番地の発達にダイレクトに影響します。スポーツをやっている人なら、3日休んだら身体が重いとかパフォーマンスが出ないというふうに、すぐに自分でわかります。

一般の人はそこまで敏感ではないので、普通に生活しているうちにずるずる鈍くなっていきます。3日、4日と怠けていたら、何か対処しないといけない事態になっても適切な反応はすぐにはできません。

運動系脳番地の発達には身体を動かすことがとても重要ですが、もっとも行動力を支えているのは歩くことです。

ですから、**毎日自分が平均どのくらい歩いているかを把握しておくことです。**

それを1000歩でも増やしたらかなり行動力がアップします。

ある程度ルーチンの、決まった身体の動き、運動量を確保することが絶対に必要です。

# 3 脳に負担をかけない身体をつくろう

## 身体の状態が悪いと思考系が疲労する

やる気がない人がやる気を出すには、ちょっとした日常の工夫で脳に負荷をかけていくのがいい方法です。

ただし、思考系脳番地にかかる負荷には、不要なものがあります。

身体のコンディションが整っていないために、否応なく思考系にかかっている負荷です。たとえば、**姿勢が歪んでいるとか、運動不足とか、身体のどこかに痛みが出たりしているような状態が該当します。**

**こうした不調があると、それをカバーしようと思考系が働いてしまうため、この負担だけで行動する前から疲れてしまい、すでにやる気がそがれてしまいます。**

なぜ、肉体のコンディションに思考系が反応するのかと思うかもしれません。

たしかに直接的に筋肉を動かすのは運動系脳番地なのですが、運動系にアウトプットを命じるのは、脳の司令塔である思考系だからです。

そして、**思考系の疲労は、他の脳番地にもマイナスの影響を及ぼします。**

これでは、どれだけ負荷に耐えても脳はまったく鍛えられないし、そんな状態で日常生活を送るための調整に大きなエネルギーを割くことになるので、他のことにやる気を出せなくなるのです。

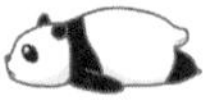

## 痛みを感じなくてもやる気の妨げになっている

たとえば、頭部と首と肩関節は、運動系脳番地のなかで担当している場所がとても近いです。だから、どこかひとつを動かすと、連動して全部動いてしまう人がたくさんいます。

実際、ずっと顔が下を向いていると、頭部と連動している首と肩関節も内向きになっていきます。

逆に言えば連動しているからこそ、前に下がっている頭を、首や肩関節が後ろから引っ張って、どうにか調整してその位置に留めているとも言えます。

これは、しばしば肩こりや頭痛の原因になるストレートネックの人でも見られます。

**背中やふくらはぎなどは痛みを感じないことも多いので気づきにくいですが、身体の張りが、無意識に運動系脳番地で余分なエネルギーを消費し、脳の酸素効率が下がります。**

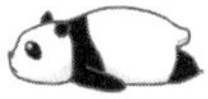

## 動きをパーツごとに切り離すとスピードが上がる

本当は頭と首と肩関節は、一つひとつ別々に動くのが理想です。

体のほうを一つひとつ別々に動かす練習をしていくと、脳のほうでもこの3つを切り離すことができます。

**たとえば、行動が早い人に「横を見て」と言うと、顔だけ横に向けることができます。**

逆にスローな人は、筋肉が縮こまっているから、体のどこかを動かすと周りも一緒に動いてしまいます。

顔だけ横に向けてくださいと言っても、肩まで一緒について回ってしまうのです。

これは、脳と体が密接に関係しているからです。

**体をパーツごとに一つひとつ動かせる人は、脳にすぐにスイッチが入るし、すぐに行動に移ることができます。**

身体のキレは頭のキレに直結します。

体の各部位の動きを切り離すことで、行動力がアップするわけです。

# 4 脳の酸素効率を上げよう

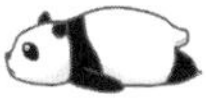

## ムダな動きが少ないほど、脳の集中力は上がる

脳に余計な負担をかけないために、とくに効果が大きいのは、身体を柔軟に保つことです。

なぜなら、脳の酸素効率が上がるからです。

**脳の神経細胞が1動くのに10使っていた酸素を5に減らせれば、少ない酸素でより多く働くことができます。**

第2章でも触れましたが、身体がかたいということは、身体が凝っているということです。

凝った身体を動かすためには、運動系脳番地が凝った部分の筋肉に「伸びろ」と強く指令を出す必要があるため、通常より余計に酸素を使います。

筋肉があったほうがいいのも同じです。

筋肉がない人が重いものをもとうとすると、運動系脳番地は身体のバランスを取るために、身体中の筋肉に指令をとばさなければなりません。

そのためにたくさんの酸素を使ってしまうので酸素効率が下がるのです。

これは、老化現象を考えると明らかです。

老化現象というのは、酸素効率が下がったことで、筋肉も脳もうまく動かなくなっている状態です。それで力もスピードも出なくなるのです。

**身体能力が高いというのは、運動系に負担をかけるムダな動きがないことです。**

それによって酸素の最大効率を実現しているということなのです。

# 5

# 重心を正しい位置に戻すと
# ムダな力が抜ける

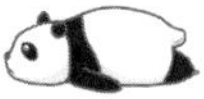

## ムダな力が入っている人はこれでわかる

身体の酸素効率を上げるには、ムダな力を極力使わないことです。

**多くの人は、ただ立っているだけでもムダな力が入ってしまっています。**

自分が立っているときに、ムダな力を使わないで効率よく立てているか、普通は自分ではわかりません。

でも、**裸足になって、目をつぶって片足で立ってみるとわかります。**

ムダな力が入っていると立っていられないからです。

たとえば、スマホばかり見て姿勢が前掛かりになっている人は、肩の筋肉が縮こまって肩の可動域がとても狭くなっています。

ということは、立っているときにそれを補うために、どこかにムダな力が入って

しまうのです。

今度は、**両足で立って、背中の下のほうで右手と左手をつないで、できるだけ両腕の肘から先をくっつけようとしてみてください。**

肩の位置が頭よりちょっと後ろにいくくらい、ぐっと胸をはります。

体がかたい人や背中にお肉がついている人は難しいので、できる範囲でいいです。

これを、腕や肩甲骨がプルプルするくらいまで頑張ってやると、肩甲骨が動いて

重心がかかとまで下がります。

これをやってから、もう一度目をつぶって片足で立ってみると、前より明らかに

長い時間立っていられるはずです。

## 脳は身体のゆがみを検出して対応する

なぜこのような運動で長くバランスが取れるようになるのか。

人間の体は、足、膝、腰、ボディというふうに、積み木と同じように重なってできています。それを、肩を外側に開いて重心を正しい位置に戻すことで、一本の軸に揃えたわけです。

こうして体が変わることで脳も変わります。

体のバランスを取っているのは脳だからです。

**脳は検出装置なので、体が歪んでいればそれを検出します。**

そして不安定にならないようにバランスを取りますが、もともとが安定していないとちょっと押されたらよろけてしまいます。

逆に、体の歪みを矯正すれば、脳はそれも検出します。

すると、バランスを取るためにエネルギーを使わなくてよくなるので、脳の負担が減るわけです。それに、ちょっと押されたくらいでは、ぐらぐらしなくなります。

身体に障害を持っている人や脳に障害を持っている人は、身体が思いどおりに動かないので、行動するためにものすごくエネルギーを使います。

脳に関しては、普通の人の4倍か、人によってはもっとです。

身体を思いどおりに動かすとは、じつは大変なことなのです。

だから、体をやわらかくしてムダな力を使わなければ、自分では気づかなくても、脳の負担が相当軽くなっていきます。

# 6 脳の定常状態を保つ呼吸法

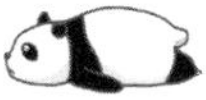

## 脳の働きをリセットして疲れをとる

身体と脳のキレは相互関係にあって、そのふたつを自由に使いこなすことがエネルギッシュになる方法です。

脳だけでなく、全身の末梢血管まで酸素効率を上げることで、連動させやすくなります。

その代表的な方法のひとつが呼吸法です。

**呼吸法の基本は、「深く吸ってゆっくり吐く」ことです。**

それが身体の酸素効率をよくします。

人間の身体は基礎代謝によって一定の酸素を消費します。

この基礎代謝の段階で、脳は酸素の供給と消費のバランスを決めるのです。

だから、脳に理想的な酸素の使い方をインプットすることが大切です。

「息を深く吸って長く吐く」を心がけると、酸素をゆっくり押し出すように吐き出すことになります。

**通常、息をゆっくり押し出すことに集中すると、脳もムダな動きを排除してゆっくり働きます。**

こうして1回脳の働きをリセットさせて、酸素の状態を安定させます。

この工夫によって、仕事疲れや勉強疲れを起こさないで済みます。

呼吸に意識を割いていたら他のことはできなくなるので、呼吸法は脳の働きをリセットさせたいときに使うのがベターです。

いつのまにか酸素効率が下がってしまうこともありますから。

## 緊張したときにも対応能力を取り戻せる

また、緊張してるときは呼吸が浅くなるので、脳波（脳が活動するときに流れる弱い電流のこと）のリズムが悪くなります。

脳波のリズムが悪くなると、焦ってしっかり考えることができなくなります。

焦るのは、自分のことが気になっている状態です。

緊張しているときは、呼吸法で脳のリズムを定常状態に戻してあげると、脳にキレが戻ります。

脳波は本来、低周波でゆったりしたリズムのほうが、酸素をあまり使わないので効率がいいです。

周波数とは、1秒間に同じ波の動きを何回繰り返すかという、循環数のことです。

理想はα波（1秒に8〜13回同じ振動を繰り返します）という、癒やしの効果を得られているときに出る脳波が出ている状態です。

**ゆったりと呼吸すると不思議とα波が出やすくなるので、緊張がやわらぎます。**

**「脳を定常状態に戻す」というのは、対応能力を取り戻すことでもあります。**

あっちからこんな情報が入ってきた、こっちから変な質問されたというように、360度立て続けにいろいろあっても、一つひとつ受け止めて処理していける状態にするということです。

脳は、もともと周りから情報が集まる情報処理センターですので、定常状態で機能していれば、多少混雑してもある程度はショートせずに処理していけるのです。

column

# 腹圧は脳の働きを鈍らせる

脳の働きをよくするには、「腹圧」に注意することも大事です。

空腹時のほうが、ものを考えるのに適しているとよく言われます。それは、食べ過ぎてお腹がいっぱいだったり、便秘気味だったりして、お腹が張っている状態だと頭が働かないからです。

お腹が張っていると、イライラしたり、頭に血が回りにくくなります。また、お腹が張っている状態自体が気持ち悪く、気になってしまうため、注意がそちらに向いてしまいます。

ですから、肥満でいつもお腹が出ていたり、満腹になるまで食べるのは、脳の健康にとっていい状態とは言えません。

食事は腹八分というのは、まさにそのとおりなのです。

食事の頻度や量の目安は、「お腹すいた」「何か食べたい」ということを意識させない程度に食べることです。

脳が余計なことを考えないように身体を整えるのが、めいっぱい脳に働いてもらうコツです。

また、脳の働きをよくするためには、朝食は必ず食べたほうがいいです。

朝食を食べることが「これから活動しますよ」という合図を身体に送ることになるからです。

朝食を抜くと、前の夕食の時間から翌日の昼食まで15時間くらい空いてしまうことになり、低血糖になってエネルギーがもたなくなります。

もし、前の夜にたくさん食べてお腹がすいていない場合は、食べるふりでもいいです。何か噛むように口をもぐもぐさせてください。

そうすると、身体が「あ、活動が始まった」と認識するので、脳が活発に働き出します。

# 第6章

## やる気の基本は欲求に正直になること

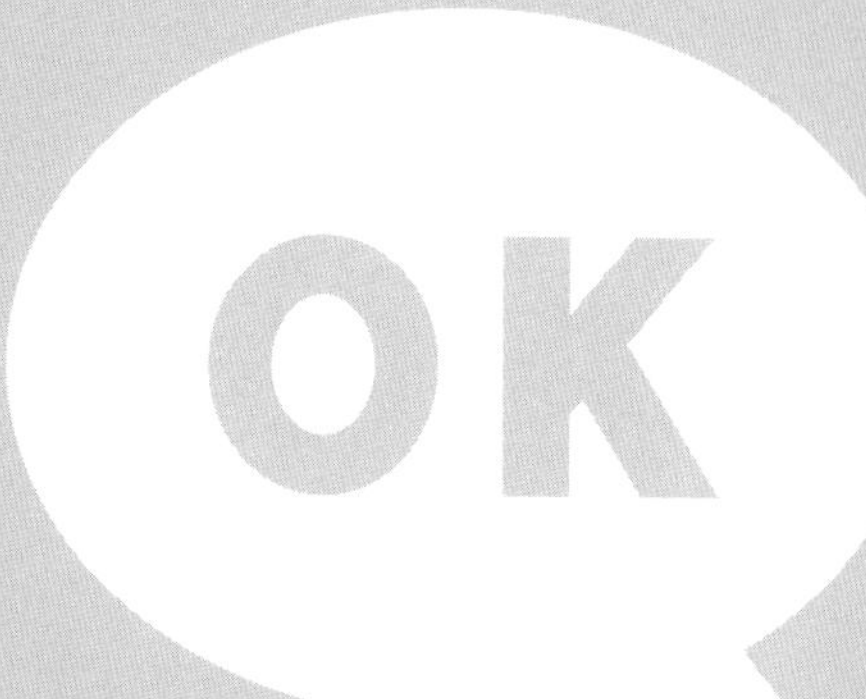

# 1 脳のエネルギーの多くは会話で生まれている

## アウトプットの機能は前頭葉に集まっている

脳の仕組みは、ＩＮとＯＵＴのバランスです。

私たちの脳で、活動するのに重要な働きをしているのは、おでこ側にある「前頭葉」というところです。

前頭葉には、運動系や伝達系、思考系、感情系があり、これらはアウトプットのときに働く部分（感情系はインプットの役割もしている）です。

そのために後頭部側にあるバックヤードで、聞いたり、見たり、理解したり、記憶したりというインプットが必要なのです。

普段の会話は、相手の話を「聞いて」「返す」の繰り返しですが、まさにこの仕組みが活かされています。

ですから、脳が効率的に働く仕組みは、ひとつには「後ろ（インプット）から前（アウトプット）」ということになります。

また、相手が言ったことを考えて話をするときは、右脳でとらえたイメージや想念を左脳の言語処理機能を使って言葉にする必要があります。ですから、脳は「右脳（イメージ）から左脳（言語化）」の順に働きます。

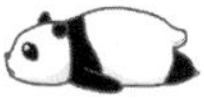

## 人は話さないだけで、簡単にうつっぽくなる

私たちは、人と会話することで大きなエネルギーを得ています。

会話というのは、自分が話したいから相手の話を聞く。

話したいから相手を見る。

これでほぼインプットとアウトプットの循環が成立しています。

ですが、エネルギーが不足している人、極端に言えばうつの人は、会話をしなくなり、アウトプットが止まります。逆もしかりで、あまり話さない人は、アウトプットが止まるからうつっぽく見えます。

目を上下左右にほとんど動かさない人も、眼球運動がほとんど休止しているのでうつっぽく見えます。

自発的な眼球運動は、思考系脳番地が視覚系脳番地に情報を取りにいくよう命令することで起こります。

うつの人は、脳を防御する仕組みによって、これ以上新しい情報を入力したがらなくなります。ですから視覚情報をほしがらないのです。見えていないわけではないですが、無意識のうちに周りの光景をスルーしてしまいます。

この状態が続くと、視覚系脳番地が衰えていってしまいます。

うつの人の脳相診断をすると、こんなふうに脳番地の働きが抑制されていき、かなり限局した脳番地だけをやっとのことで使っていることが多いのです。

## 「口と目を動かす」ことが大事な理由

「情報を入力すればいいんだから、人としゃべらなくても、海外ドラマでも見ていればいいんじゃないか」と思うかもしれませんが、それでは足りません。

**受け身一辺倒の刺激は、思考としては自分と対話していても、しゃべらないので口の筋肉を使いません。**

これは脳の運動不足をつくり出します。

言葉を口にするのは、前頭葉にある運動系脳番地と伝達系脳番地の役目です。

思考を言語化する機会が減ると、伝達系脳番地で構築する刺激が弱くなります。

また、しゃべらないでいると、口周りの筋肉と運動系脳番地のネットワークが脆弱になっていきます。

同様のことは目の動きでも起こります。

脳のなかで目と口を動かす運動系脳番地は口腔領域に近く、口や目を動かさないでいると、自分から積極的に人に何かを伝えようとして脳を使うことが減ります。

ですから、とくにうつは首から上の運動不足によって悪化しやすいのではないかと、私は仮説しています。

## 思考速度を支える「ミエリン」のすごさ

たとえば、逮捕、拘留された人は、限られた狭い空間で過ごさなければならず、急激に運動不足に追い込まれることがあるそうです。

新しい刺激もない代わり映えしない場所で、毎日同じことを聞かれ、答えることしかできない生活です。これが長期にわたると、脳のなかで「ミエリン」という物質の活性が減少してきます。

**ミエリンはリン脂質でできていて、神経細胞同士が情報をやりとりするスピードを100倍くらい速くしてくれている、大変ありがたい物質です。**

ミエリン活性が低下すると、今までつくり上げてきた脳の神経細胞同士のネットワークの働きが低下してきて、「脳内で情報を動かす」ことが難しくなってきます。脳内で、一度失われた高速の連携機能をを再び取り戻すのには、それなりに時間がかかります。

ですから日常生活のなかで脳への刺激が遮断されてしまうと、脳覚醒のエネルギーを維持できないのです。

# 2

# 顔を見るとその人の「行動範囲」がわかる

## 人と人が話すと、お互いの表情が移る

「はじめに」で、顔を見るとその人の脳の状態が予測できるという話をしました。たとえば家と仕事場しか往復していないような人は、肌がかたそうな感じがします。もちろん肌質や職場環境もあるから一概には言えないですが、年齢の割に周囲に無関心で表情も乏しいような感じです。

さらに、長く引きこもっている人だと、会話をしていても一切表情を変えない人がよくいます。ＭＲＩ脳相診断で見てみると、脳の状態にも引きこもりの人特有の状態があらわれていることが多いです。

私も学生時代、勉強ばかりしていた頃はほとんど笑えていませんでした。

逆に、人によく会っている人は表情が豊かになります。

**人間同士がコミュニケーションをとると相手の表情が自然と移るので、たくさんの人に会っている人ほど、表情のバリエーションが多くなります**（表情以外にも、相槌の打ち方や間合い、相手への思いやりなどで、場数を踏んでいるのが仕草に出やすいのもあります）。

このように、エネルギーがある人ない人は顔に出ます。

## 「脳の見る力」の弱さが表情に表れる

感情系脳番地を鍛えていけば、相手に悩みがあるかどうかもわかるし、相手が悩みを隠していてもわかってきます。

表情にその人の脳の動きが出るからです。

連続した行為のなかに、その歪みが現れます。

たまに、目の周りに表情がなく、眼力が弱い人がいます。

このタイプの人は、目からの経験値が低い、つまり視覚系脳番地が弱い人が多いです。


目で経験できないというのは、たとえばリアルな世界で「見る」という経験が乏しく、もっぱら2Dの世界で満足できてしまうようなケース。

リアルの人間に会えば、相手に合わせて自分の表情も変わります。

でも、2Dの世界の登場人物に対しては、わざわざ表情を変える必要がないために、表情が乏しくなっていくわけです。


**リアルな環境で「見る」という経験値が低いと、リアルな人を見ても感情系脳番地の扁桃体や性的欲求につながる視床下部への刺激が乏しくなります。**

実社会で活躍していくためには、実社会で「見る」という経験を積む必要があるのです。

余談ですが、同じように表情が乏しくなるケースでは、常に緊張する場面で仕事をしている人は、普段からこわばった顔になりがちです。

ガードマンやＳＰが怖い顔をしているのは、いつも怖い状況を想定して対峙しているからです。

そういう役割だからと思うかもしれませんが、だいたいは経験値の積み重ねが表情をつくり脳相をつくっていきています。

危機管理の現場では、相手の感情を読み取ろうとするだけでなく、周りの危険を察知する感情の動きのほうが強くなります。だから眼球の動きも、相手を凝視するような形になります。

# ③ 孤立を選ぶと周りに埋もれてしまう

## 追い込まれるまで本心に気づかない「やる気がない人」

エネルギッシュでいるためには、常に、次に自分が進むべき方向を見ていたほうがいいです。

私も常に上を見ているし、もし妨害とか不幸とかやってきたとしても、目指す方向がないのであれば、それらを振り払う理由がなくなってしまいます。

**やる気が乏しい人の場合「とくにやりたいことがない」ことが多いのですが、これは自分の本心がわかっていないだけです。**

**世の中は自分が何も変わらなくても周りが変わってくるので、いずれ自分の本心**

**が脅かされる環境になったら気がつきます。**

現状に満足している人も同じで、本当に変化しないでずっとそのままだったらいずれしぼんでいきます。

そしたら、ようやく次に進むべき方向が必要になってきます。

## 孤立の真相

**やる気が出ない人は、じつは、ものすごく周りに影響されやすいです。**

どっぷり周りに影響されて、前に進めずに埋もれてしまっているのです。

世の中には「周りに干渉されるのがイヤだから」という理由で、孤立している人が少なくありません。

周りから干渉を受ける環境だと自分がなくなっていく感じがするからです。

本人は、自分を守るために孤立を選ぶのです。

ところが、脳相診断を見ている限り、これは逆です。

孤立している人は、完全に周りに埋もれた人。

周囲とコンタクトを取れないくらいにまで周りに影響されて、自分が出せないからひとりでいるのです。ひと言で言えば、周囲に過剰に敏感な脳と言えます。

ですから、このような孤立している人の脳相診断では、左脳の感情系脳番地が弱く「自分のことがわかっていない」という傾向が出ていることが多いのです。

**「人に会いたくない」とか「自分のわがままにしたい」とか「自分に能力がない」とか、そんなことは周りのことを過剰に気にしている人しか言いません。**

ところが、人は自分の弱い脳番地を意識することができません。

そこで、周囲の人の感情なら感じられるので、どんどん他人感情に敏感になっていきます。


人間は自分に対して刺激を受けないと成長しませんが、孤立を選ぶ人は、自我を攻撃をされたり、自我を確かめられるような場面に身を置きたくない人がほとんどです。ちょっとしたアルバイトでもあれこれ言われるのが嫌だとか、言い訳が先立ってくる人は、完全に周りに影響されています。

## 世に出ている人ほど周りの影響を受けていない

孤立までいかなくても、シャッターを下ろして、周囲のことにあまり反応しないようにしている人もいます。

パワハラなどがある環境だと、周りから不快な情報を入れないように壁をつくる人が出てきます。コミュニケーションを完全に遮断するわけではないけれど、相手の言うことに対して事務的な対応で済ませようとします。

そういえば、受験勉強に熱中し過ぎてシャッターを下ろすケースがありました。

「友達もいらない、彼女もいらない、今日は誰にも会わないように高校から家まで走って帰る」……高三のときの私です。

こんなふうにシャッターを降ろすのは、「ほしくないものをインプットをしない」というひとつのテクニックで、そういう能力は必要です。

ただ、**シャッターをつくること自体がエネルギーを使うし、インプットが減ってしまうので、ずっとそのままだと脳が効率よく使えなくなってきます。**

シャッターはあくまでも緊急避難に使うものだと思っていたほうがいいでしょう。


現実には、世の中で活躍している人ほど周りに影響されていません。

社会化されている人ほど自分を表現しようとしています。

自分の立場を認識して、自分がどうするべきかを考えて、自分なりの確信をもって社会に出てきているのです。

背後には、自分なりに自己評価の基準をもっていることがあります。

社会への情報発信はときに非難されるリスクをともないますが、自己評価法を確立している人は自滅することなくやる気を維持できています。

常に自分の進む方向を見ている人には、他人からの干渉がそれほど大きな意味をもたなくなります。ですから、**周りの干渉が気になる人ほど、目標をもってエネルギーを生み出すことを意識したほうがいいのです。**

# 4 表現するには感情系へのインプットが必要

## 自然体では伝わらない！

では、自分を表現するってどうすればいいのかという話になります。

**感情表現を意識的に行うと、感情系脳番地へのインプットが増えて自信がついてきます。**

やる気が出ない人が自然体でいると、どうしても表現に乏しくなります。

最初はジェスチャーを使うだけでも、大分雰囲気が変わります。

たとえば、聞いている人が日本人ばかりの会議で、「Good morning evrybody」から発言にはいったり。

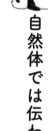

「何言ってるの、この人」みたいな目で見られる可能性もあるけれど、びっくりする人もいるし、面白がって喜ぶ人もいます。

喜ぶ人が多いということは、それだけコンサーバティブな組織だということがわかります（アメリカでは普通の流れだから、私はあまり意識しないでやっていましたが、日本でやるとフランクな印象になるようです）。

大勢のなかで発言する経験は、どれくらいの強さで言ったらいいか、話し方や話の内容をどの程度逸脱するとどうなるのか、ジェスチャーはあったほうがいいかなど、自分の表現を調整していくトレーニングになります。

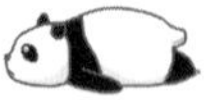

## 「外見のイメージ」と「表現」の組み合わせを活かす

もうひとつは、自分の個性を考えるといいです。

**「自分が周りからどういう印象をもたれているか」と「自分自身がどんなふうに表**

**現するか」の組み合わせで伝わり方が変わります。**

私の場合は「加藤さんみたいなやわらかいイメージの方の場合、きりっとした話し方のほうが相手に伝わりやすくなりますよ」とアナウンサー出身の方に感想をもらって自信がつきました。

これは自然体ではムリだから、意識的に実験していく必要があります。

こちらの表現によって相手の反応が変わるわけだから、それが新しい知見の獲得につながっていきます。

いつものように話していても新しいイメージはつくれないので、最初はお芝居として練習していくといいでしょう。

**意識的にいろんな表現の引き出しをつくっていくことで、だんだん自分の自然な表現になっていきます。**脳にすり込んでいくということです。

ただ、注意が必要なのは、表現の「マンネリ化」です。

よくあることですが、たとえばプレゼンは慣れ過ぎるとうまくいかなくなります。

慣れている人は、何か新鮮な感じがしないからすぐわかります。

「いつものあのパターンで行こう」という表現の使い回し感が出ていたりとか。

婚活でも慣れている人は同じようなことが起こりますが、男女はお互いに新鮮な気持ちじゃないと何も生まれてきません。

## 礼節より「自信のある態度」が大事

それから、何かやるときに「礼節」とか「スタイル」とかを、気にし過ぎる人がいます。

私は以前、後輩が海外で発表するときに「自信をもって話すことを意識しろ」と指導したことがあるのですが、彼はもっぱら「慣れていないから発表の仕方がわからない。どうするのがちゃんとしたスタイルなんですか」ってそちらばかりに気を取られているわけです。

スタイルを知って安心できるならそれも大事なことですが、発表においては「どんなふうに話すか」のほうが優先順位はずっと高い。

**単純に、自信がない人の発言は聞き手の頭に入ってこないからです。**

海外での発表で、日本人がよくやるのが冒頭でへりくだることなんですが、これでもう自信がなさそうに見えてしまいます。それを、15分しか持ち時間がないようなときにもやるから、ろくに聞いてもらえません。

**礼節とかスタイルが気になるときは、たいてい発表の中身に自信がないときです。だから自分がどう見られるかのほうに意識が向かってしまうのです。**

天皇陛下に献げる発表なら礼節も問われるけれど、中身がない人はそもそもそんな場所に呼ばれないし、礼節をちゃんとしろなんて指導されません。

発表の中身がその場でいちばん価値が高く、他人が知らない情報だったら、みんな「すごい」と聞いてくれます。

人前で話をするときには「自分の発表は、みんなにとって聞く価値のあるものだ」という自信を見せることがとても大切です。

礼節やスタイルを勉強するのであれば、「自信のある態度」もしっかり訓練して身につけておきましょう。

# 5

# 脳は実年齢より10歳は若い

## 年齢を重ねると、外見と内面にギャップが出てくる

やる気のある人は、実年齢より若く見える人が多いです。

40歳、50歳といっても、30代くらいの雰囲気を醸し出している人もいます。

もちろん、運動不足せず、寝不足せず、暴飲暴食せずに生活習慣病になっていなければ、たいていの人は実年齢より若く見えるという脳の仕組みはあります。

でも、それだけではありません。

そもそも、**脳の成長の仕方は本人の肉体より10歳は若いのです。**

冗談ではなく、内面に限って言えば、十代から成長していないような気がしてい

る人も多いのではないでしょうか。

脳より肉体のほうが、ずっと老けるのが速いということです。

だから、**年齢を重ねていくと、自分がやりたいことや楽しいと思うことと、自分の外見にギャップが出てきてしまいます。**

脳はいろんな経験をインプットして成長したいのに、本人は顔のしわを見つけて「でも、もうこんな年齢だしね」というふうに諦めモードに入ってしまいます。

こんなふうに見た目のほうに生活を合わせていくと、脳の使わない脳番地がどんどん衰えていってしまいます。

## 気分に合わせたほうが脳が働きやすくなる

**やる気を保ち続けるには、肉体の年齢ではなく、脳の欲求にしたがうことが大切なのです。**行動的な人は、年齢より自分の好みを優先して、服装なども若々しいものを選んでいることが多いです。

そのほうが自分の気分に合っているから、脳が活発に働きやすくなるし、世の中の新しい流れにもついていきやすくなります。

認知機能が衰えてくると、新しい経験をインプットしにくくなるので、自分の古い経験と照らし合わせてしか、ものごとを理解できません。たとえば今だと、キャッシュレス決済が推されていますが、そこにリアリティを感じることも難しくなってくるでしょう。

しかし、こうした新しい流れも、自分の意識の持ち方次第で脳の受け入れ態勢が変わってくるわけです。

## 他人といることで同調意識が働く

また、エネルギッシュな人が若く見える理由は、人によく会っているからにつきます。人は同調する生き物だからです。

人に会わずに勉強ばっかりしていると、だんだん服装もみすぼらしくなっていきます。

だけど、毎日誰かに会う用事があるとか、素敵な異性に会えるということになると、「俺、なんでこんなみすぼらしい格好しているんだ」って自分を振り返るようになるのです（会う相手が理工系のエンジニアだとか、あまり身なりにかまわない人ばかりだったら、自分もそっちに同調していきます）。

見られるからこそ自分を意識するようになります。

鏡は喋ってくれないけれど他人は喋ってくれます。

他人を意識することで、自分を若く保っていくことができるのです。

column

# 大人になるにつれて内向的になる人

子どものころはとても活発だったのに、大人になるにつれて内向的になっていく人がいます。

このタイプの方は、年齢とともに性格が落ち着いたわけではなく、もともと発達障害を抱えていらっしゃる方が多いです。

大人になると、ＡＤＨＤ（Attention Deficit Hyperactivity Disorder）の「Ｈ」（Hyperactivity：多動性）が低下して、ＡＤＤ（Attention Deficit Disorder）に変わることが多いのです。

落ち着きがなく、教室で長時間同じことをすることに耐えられないような状態を多動性と言います。

この多動性が子どものときに発現する理由として、低覚醒が考えられます。覚醒レベルが下がると多動性が活発になる傾向があります。

子どものときは自分で考えて脳を覚醒させるというよりも、体験した出来事や周囲の環境から刺激されて脳覚醒が上がるという脳の仕組みがあります。

ですから、周囲に面白いことがないという理由で、覚醒レベルが下がりやすいのです。

実際に、低覚醒の子どもは保育園や小学校での出来事を、お母さんやお父さんにほとんど話さないことがあります。子どものときのことをあまり覚えていない人は、ＡＤＨＤなど発達障害の可能性が潜んでいます。

このようなタイプの方が、前頭葉の脳相が発達し始める思春期ごろから標準的な覚醒レベルが上がりはじめ、そのプロセスのなかで安定した状態を取り戻していくと、子どものころより内向的になったように見えるのです。

# おわりに

地球上で生活をする限り、人種や国を越えて、人々はつながっています。

ですから、いいことも悪いことも一蓮托生です。

では、脳はどうでしょうか。

私は脳を探求するようになり、45年になります。この間、年々「人と人との脳はつながっている」という仮説は事実ではないかと思うようになっています。

人と人が出会ったり、直接会話でコミュニケーションをすると、お互いの脳は同調してつながります。

私の仮説は、時空を越えて人と人との脳が直接情報交換をしているのではないかということです。これからもこの「時空間超脳コミュニケーション仮説」の研究を継続したいと思っています。

自分のやる気が他人にもやる気を与えます。一方で、やる気のなさは人にも影響します。要するに、形のないやる気エネルギーでも人はつながっているのです。

私の祖父は、やる気を表に出さない人でしたが、日常の活動はやる気に支えられ、80歳を過ぎても一家の主として海に出て漁をしていました。

今、思い返すと90歳になってもやる気が持続していました。

当時はそれが普通のことだと思っていましたが、私自身が還暦に近づくにつれ、やる気とは育て続けなければ80歳、90歳まで持続しないのではないかと考えるに至っています。

脳相診断をしていると、100歳を超えてもやる気のある人は、超前頭野という額の真後ろにあるアジュナーチャクラに相当する脳番地が太く強く発達しています。

脳がやる気を生み出しているのです。

また、私の父は、祖父とは真逆で、やる気をいつも全面に出して人生を生き抜こうとしている強くたくましい人です。祖母と母のふたりのやる気を、日々支えながら生活してきました。

このように、内面的にも、外面的にもやる気に満ちた家に生まれたことは、私にとって幸運なことでした。

それは、今でも彼らのやる気のエネルギーをもらっているからです。家族でなくとも、私たちにとって、身近なところにやる気エネルギーに満ちている人がいることは幸運です。是非、近くでそのエネルギーをご利益のように受け取って人生に活かしていきましょう。

そして、そこで生まれたやる気は、他の人にも伝わり役立っていくはずです。


祖父や父を見てきて、今、感じることは、やる気エネルギーは、脳の耐える力と表裏一体ではないかということです。

超前頭野は、耐える力やストレス耐性の役割も担っています。必要に応じて耐えながらやる気を出すことが、今、私たちに求められていることではないでしょうか。

本書が、ビジネスシーンを越えて読者の生活と命を守ることにすこしでもつながれば医師としてありがたいことです。


脳内科医・加藤プラチナクリニック院長　加藤俊徳

〈著者紹介〉

## 加藤俊徳（かとう・としのり）

新潟県生まれ。脳内科医、医学博士。加藤プラチナクリニック院長。株式会社「脳の学校」代表。昭和大学客員教授。MRI 脳画像診断、発達障害・ADHD の診断・治療の専門家。脳番地トレーニングの提唱者。
14 歳のときに「脳を鍛える方法」を知るために医学部への進学を決意。1991 年、現在世界 700 カ所以上の施設で使われる脳活動計測「fNIRS（エフニルス）」法を発見。1995 年から 2001 年まで米ミネソタ大学放射線科でアルツハイマー病や MRI 脳画像研究に従事。ADHD、コミュニケーション障害など発達障害と関係する「海馬回旋遅滞症」を発見。帰国後、慶應義塾大学、東京大学などで脳研究に従事し、脳の学校を創業、加藤プラチナクリニックを開設し、独自開発した加藤式脳画像診断法（MRI 脳相診断）を用いて、小児から超高齢者まで１万人以上を診断・治療。現在、加藤プラチナクリニックの ADHD 専門外来では、ADHD コンプレックス（併存疾患型 ADHD）を疑われる人の得意・不得意な脳番地を診断し、学習指導や適職指導など、薬だけに頼らない治療を行う。
著書には、『アタマがみるみるシャープになる！！脳の強化書』（あさ出版）、『部屋も頭もスッキリする！片づけ脳』（自由国民社）、『脳を鍛えれば、人生が変わる』（海竜社）、『「めんどくさい」がなくなる脳』（SB クリエイティブ）など多数。

「脳番地」（商標登録第 5056139 ／第 5264859）

著者による MRI 脳相診断や治療および助言を希望される方は、
加藤プラチナクニック（電話 03-5422-8565）に連絡してください。
●加藤プラチナクニック　https://www.nobanchi.com
●株式会社　脳の学校　https://www.nonogakko.com

■装丁　　　大場君人
■イラスト　　まさぷす

ぐうたらな自分を変える教科書
**やる気が出る脳**

2020年 5月24日　第1刷発行
2021年11月 6日　第5刷発行

著　者——加藤俊徳

発行者——徳留慶太郎

発行所——株式会社すばる舎

東京都豊島区東池袋3-9-7 東池袋織本ビル　〒170-0013
TEL　03-3981-8651（代表）　03-3981-0767（営業部）
http://www.subarusya.jp/

印　刷——ベクトル印刷株式会社

落丁・乱丁本はお取り替えいたします。

ISBN978-4-7991-0907-6